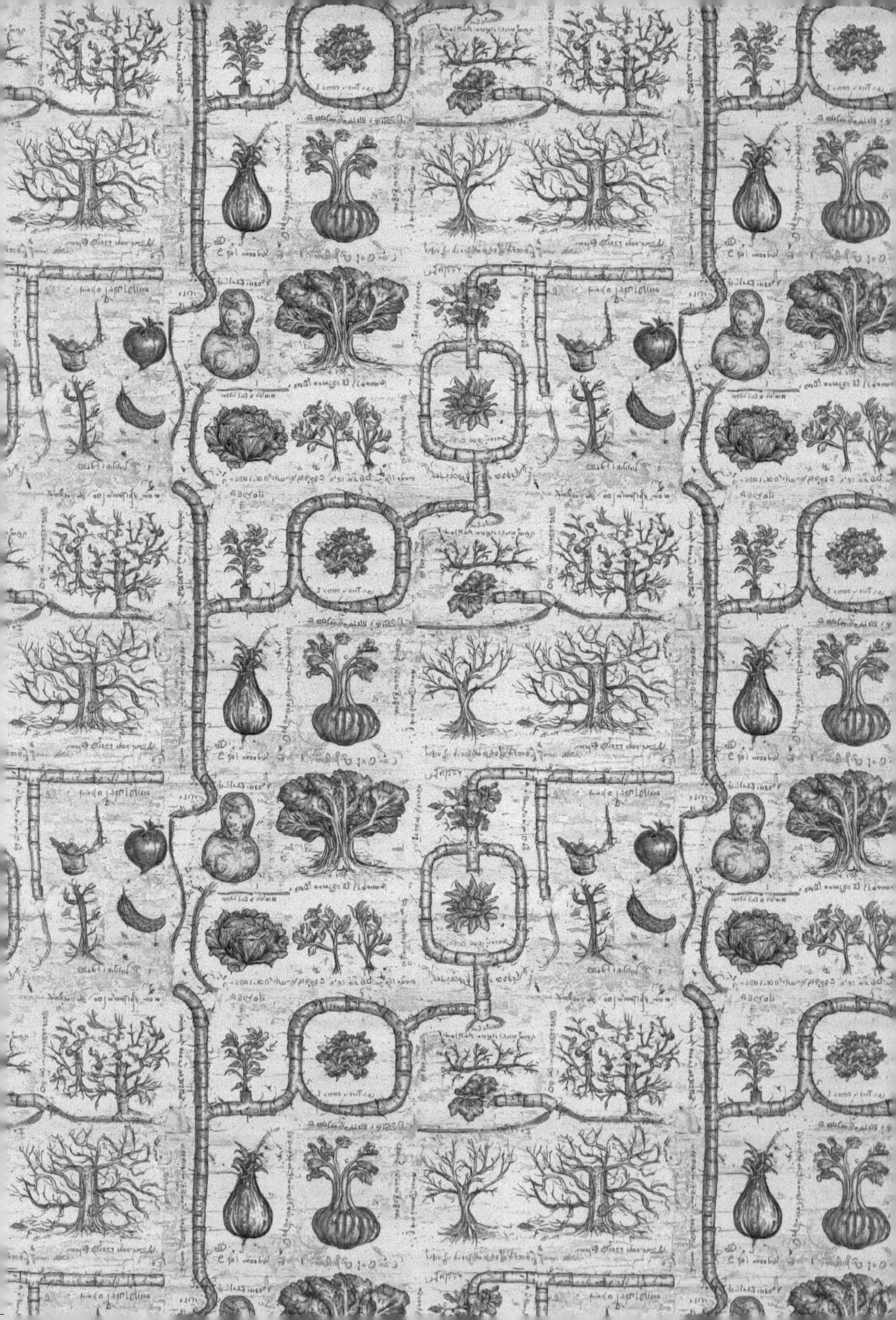

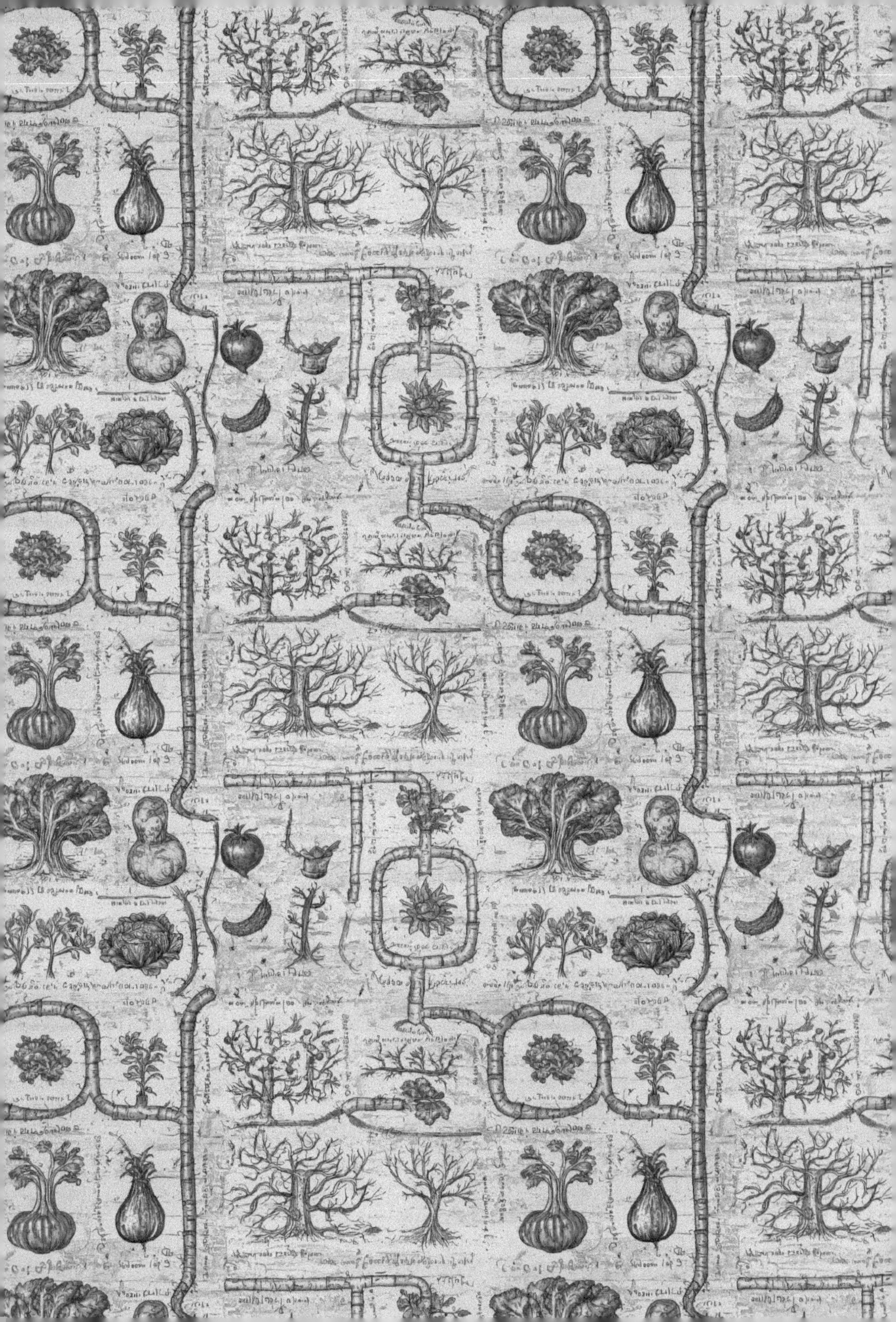

Aviso legal

Saage Media GmbH
c/o SpinLab – The HHL Accelerator
Spinnereistraße 7
04179 Leipzig, Germany
E-Mail: contact@SaageMedia.com
Web: www.SaageMedia.com
Commercial Register: Local Court Leipzig, HRB 42755 (Handelsregister: Amtsgericht Leipzig, HRB 42755)
Managing Director: Rico Saage (Geschäftsführer)
VAT ID Number: DE369527893 (USt-IdNr.)

Editorial: Saage Media GmbH

Publicación: 02.2025

Diseño de portada: Saage Media GmbH

ISBN Tapa blanda (es): 978-3-384-52206-1

ISBN Ebook (es): 978-3-384-52207-8

Legal / Avisos

Los enlaces externos y las referencias a fuentes enumerados en este libro fueron verificados al momento de la publicación. El autor no tiene influencia sobre los diseños y contenidos actuales y futuros de las páginas vinculadas. El proveedor del sitio web vinculado es el único responsable de los contenidos ilegales, incorrectos o incompletos, así como de los daños que surjan del uso o no uso de la información, no quien hace referencia a la publicación respectiva a través de enlaces. Todas las fuentes externas utilizadas se enumeran en la bibliografía. A pesar del cuidadoso control del contenido, no asumimos ninguna responsabilidad por el contenido de fuentes externas. Los operadores de las fuentes citadas son los únicos responsables de su contenido. Las imágenes y fuentes de terceros están marcadas como tales. La reproducción, procesamiento, distribución y cualquier tipo de explotación fuera de los límites de los derechos de autor requieren el consentimiento por escrito del autor o creador respectivo.

Este libro ha sido traducido del alemán. No se pueden descartar completamente las desviaciones del original o los errores de traducción. Todas las fuentes citadas en el libro están disponibles en inglés. No asumimos ninguna responsabilidad por inexactitudes o malentendidos de contenido que puedan surgir por la traducción.

Los datos de los diagramas que no están marcados explícitamente con una fuente no se basan en estudios, sino que son suposiciones no vinculantes para una mejor visualización.

Este libro fue creado utilizando Inteligencia Artificial (IA) y otras herramientas. Entre otras cosas, se utilizaron herramientas para la investigación, la escritura/edición y la generación de ilustraciones decorativas. A pesar del control, no se pueden descartar completamente los errores. Nos gustaría enfatizar que el uso de la IA sirve como herramienta de apoyo para proporcionar a nuestros lectores una experiencia de lectura de alta calidad e inspiradora.

Las referencias y citas contenidas en este libro han sido cuidadosamente investigadas y reproducidas en su significado. La interpretación y presentación del contenido citado refleja la comprensión del autor y no necesariamente corresponde con la intención u opinión de los autores originales. Para las citas parafraseadas, las declaraciones principales de las fuentes originales se han incorporado al contexto de esta obra según el mejor saber y entender, pero pueden desviarse de las formulaciones originales y matices de significado debido a la transferencia y simplificación. Todas las fuentes utilizadas están completamente listadas en la bibliografía y pueden leerse allí en el original. La responsabilidad de la interpretación y la incorporación contextual del contenido citado recae en el autor de este libro. Para preguntas científicas e información detallada, se recomienda consultar las fuentes originales. El autor se ha esforzado por presentar temas científicos complejos de manera generalmente comprensible. No se pueden excluir simplificaciones y generalizaciones. No se puede garantizar la exactitud técnica y la integridad de las presentaciones simplificadas. La reproducción parafraseada de citas y hallazgos científicos se realiza conscientemente cumpliendo con la ley de citas según § 51 UrhG y todas las disposiciones relevantes de derechos de autor de otros países. Al simplificar, transferir y posiblemente traducir contenido científico a un lenguaje generalmente comprensible, se pueden perder matices de significado y detalles técnicos. El autor no reclama derechos sobre las obras citadas y respeta todos los derechos de autor de los autores originales. Si se detecta un uso no autorizado, el autor solicita ser notificado para tomar las medidas apropiadas. Para fines académicos y cuando se utiliza como referencia científica, se recomienda expresamente consultar las fuentes originales. La presentación simplificada sirve exclusivamente para información científica popular.

La información contenida en este libro sobre la dieta metabólica vegetariana y la optimización del metabolismo ha sido cuidadosamente investigada y verificada. Sin embargo, todas las declaraciones se realizan sin garantía. Ni el editor ni el autor pueden asumir responsabilidad por posibles desventajas o daños que resulten de las indicaciones proporcionadas en el libro. Las recomendaciones dietéticas y las optimizaciones del metabolismo presentadas no sustituyen el asesoramiento médico o nutricional profesional. Antes de comenzar la dieta metabólica descrita, debe consultar su estado de salud con un médico o un nutricionista calificado, especialmente si padece enfermedades preexistentes, toma medicamentos o está embarazada. La efectividad de los métodos descritos puede variar de manera individual. No se pueden garantizar los resultados de la dieta metabólica presentada. Los hallazgos científicos y las recomendaciones dietéticas pueden haber evolucionado desde la impresión del libro. Se recomienda una revisión regular de la situación actual de la investigación. Las fuentes utilizadas y la literatura adicional se encuentran en el apéndice del libro.

Bendis Saage

Cura Metabólica Vegetariana: Guía Natural para un Metabolismo Acelerado

Optimiza tu metabolismo con alimentos vegetales, planes de comida diarios y técnicas naturales para activar tu sistema metabólico

67 Fuentes
42 Diagramas
45 Imágenes
7 Ilustraciones

Queridos lectores,

les agradecemos de corazón que hayan elegido este libro. Con su elección, no solo nos han brindado su confianza, sino también parte de su valioso tiempo. Lo apreciamos mucho.

¿Desea optimizar su metabolismo de forma natural sin recurrir a productos de origen animal? La cura metabólica vegetariana ofrece un enfoque científicamente fundamentado para la activación sostenible del metabolismo, completamente libre de hormonas artificiales como el HCG. Este libro práctico muestra cómo puede apoyar eficazmente su metabolismo mediante la combinación adecuada de alimentos vegetales y ejercicio específico. Descubra cómo las especias termogénicas, las plantas medicinales y las comidas perfectamente equilibradas pueden acelerar sus procesos metabólicos de manera natural. El concepto de 30 días lo guiará paso a paso hacia un metabolismo optimizado y una nueva sensación corporal. Con más de 60 recetas prácticas, listas de compras detalladas y un concepto de ejercicio flexible, obtendrá todas las herramientas para una exitosa optimización del metabolismo. ¡Comience hoy mismo con este concepto probado en la práctica hacia una vida más activa y vital!

Esta guía le proporciona información comprensible y práctica sobre un tema complejo. Gracias a herramientas digitales desarrolladas internamente que también utilizan redes neuronales, pudimos realizar investigaciones exhaustivas. El contenido se ha estructurado de manera óptima y desarrollado hasta la versión final para proporcionarle una visión general bien fundamentada y de fácil acceso. El resultado: obtiene una visión integral y se beneficia de explicaciones claras y ejemplos ilustrativos. El diseño visual también se ha optimizado mediante este método avanzado para que pueda captar y utilizar la información rápidamente.

Nos esforzamos por la máxima precisión, pero agradecemos cualquier indicación de posibles errores. Visite nuestro sitio web para encontrar las últimas correcciones y adiciones a este libro. Estas también se incorporarán en futuras ediciones.

¡Esperamos que disfrute leyendo y descubriendo cosas nuevas! Si tiene sugerencias, críticas o preguntas, esperamos sus comentarios. Solo mediante el intercambio activo con ustedes, los lectores, las futuras ediciones y obras podrán ser aún mejores. ¡Manténgase curioso!

Bendis Saage

Saage Media GmbH - Equipo

- www.SaageBooks.com/es
- support@saagemedia.com
- Spinnereistraße 7 - c/o SpinLab – The HHL Accelerator, 04179 Leipzig, Germany

Acceso rápido al conocimiento

Para garantizar una experiencia de lectura óptima, nos gustaría familiarizarle con las características principales de este libro:

- **Estructura Modular:** Cada capítulo es independiente y puede leerse sin depender de los demás.
- **Investigación Exhaustiva:** Todos los capítulos se basan en una investigación exhaustiva y están respaldados por referencias científicas. Los datos mostrados en los diagramas sirven para una mejor visualización y se basan en suposiciones, no en los datos proporcionados en las fuentes. Una lista completa de fuentes y créditos de imágenes se encuentra en el apéndice.
- **Terminología Clara:** Los términos técnicos subrayados se explican en el glosario.
- **Resúmenes de Capítulos:** Al final de cada capítulo, encontrará resúmenes concisos que le dan una visión general de los puntos clave.
- **Recomendaciones Concretas:** Cada subcapítulo concluye con una lista de consejos específicos para ayudarle a poner en práctica lo aprendido.

Materiales adicionales de bonificación en nuestro sitio web

En nuestro sitio web, planeamos poner a su disposición los siguientes materiales exclusivos:

- Contenido adicional y capítulos extra
- Un resumen general compacto
- Una versión de radioteatro. (En planificación)

El sitio web está actualmente en construcción.

www.SaageBooks.com/es/metabolismo-bonus-WXXM9G

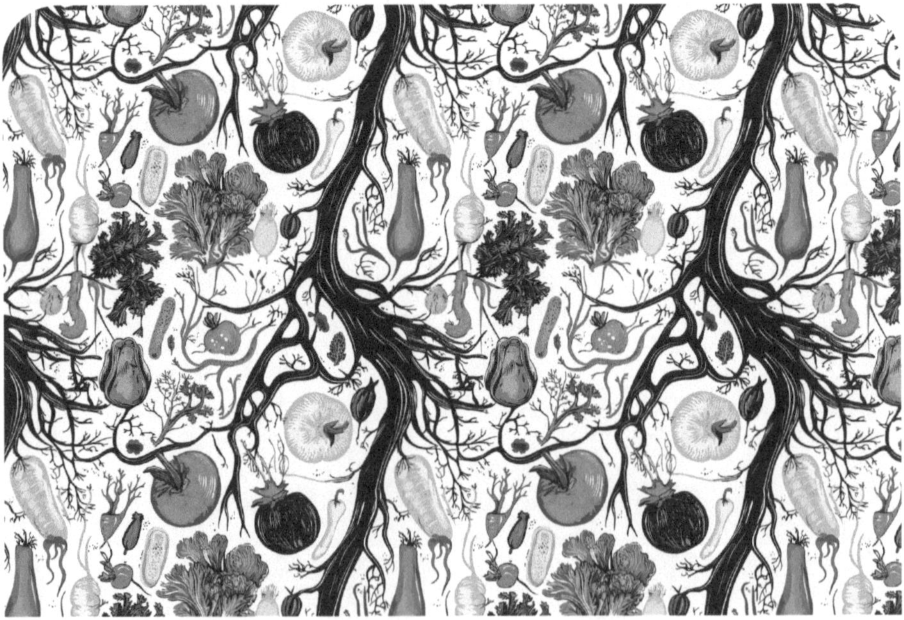

Índice

- 1. Fundamentos de la dieta metabólica vegetariana
  - 1. 1 Procesos metabólicos biológicos
    - Activación metabólica natural
    - Mecanismos de control hormonal
    - Funciones metabólicas básicas
  - 1. 2 Características de la nutrición vegetal
    - Fuentes de proteínas vegetales
    - Nutrientes esenciales
    - Optimización de la digestión
  - 1. 3 Optimización metabólica sin hormonas
    - Optimización metabólica sin HCG
    - Principios activos vegetales
    - Procesos enzimáticos

- 2. Implementación práctica
  - 2. 1 Fase de preparación
    - Equipamiento de cocina
    - Lista de la compra
    - Planificación semanal
  - 2. 2 Rutina diaria
    - Estructura de las comidas
    - Intervalos de tiempo
    - Tamaño de las porciones
  - 2. 3 Concepto de movimiento
    - Ejercicios estimulantes del metabolismo
    - Planificación de la actividad
    - Fases de regeneración

- 3. Plan de nutrición
  - 3. 1 Comidas principales
    - Variaciones de desayuno
    - Platos para el almuerzo
    - Cenas
  - 3. 2 Comidas intermedias
    - Tentempiés de media mañana
    - Tentempiés de media tarde
    - Recenas
  - 3. 3 Concepto de bebidas
    - Bebidas estimulantes del metabolismo
    - Infusiones de hierbas
    - Ingesta de agua

- 4. Optimización del metabolismo
  - 4. 1 Aceleradores naturales
    - Especias
    - Plantas medicinales
    - Alimentos termogénicos
  - 4. 2 Ritmo circadiano
    - Optimización del sueño
    - Reducción del estrés
  - 4. 3 Métodos de activación
    - Aplicaciones alternas
    - Técnicas de respiración
    - Ejercicios de relajación

- 5. Éxito a largo plazo
  - 5. 1 Concepto de treinta días
    - Reto de 30 días
    - Diseño de la transición
    - Control del éxito
  - 5. 2 Estabilización del metabolismo
    - Concepto de mantenimiento
    - Estrategias de adaptación
    - Control de peso
  - 5. 3 Integración sostenible
    - Rutinas diarias
    - Aspectos sociales
    - Estrategias de motivación
- Fuentes
- Fuentes de imágenes

1. Fundamentos de la dieta metabólica vegetariana

¿Por qué a menudo fracasan las dietas clásicas después de poco tiempo? El metabolismo humano sigue reglas complejas que van mucho más allá de simples cálculos de calorías. Una dieta completamente vegetal ofrece oportunidades especiales para la regulación natural del metabolismo. Los nutrientes adecuados de fuentes vegetales pueden ayudar al cuerpo a optimizar sus procesos metabólicos, todo sin hormonas artificiales ni productos de origen animal. En este capítulo, descubrirá las bases científicas para su camino personal hacia un programa metabólico efectivo y basado en plantas.

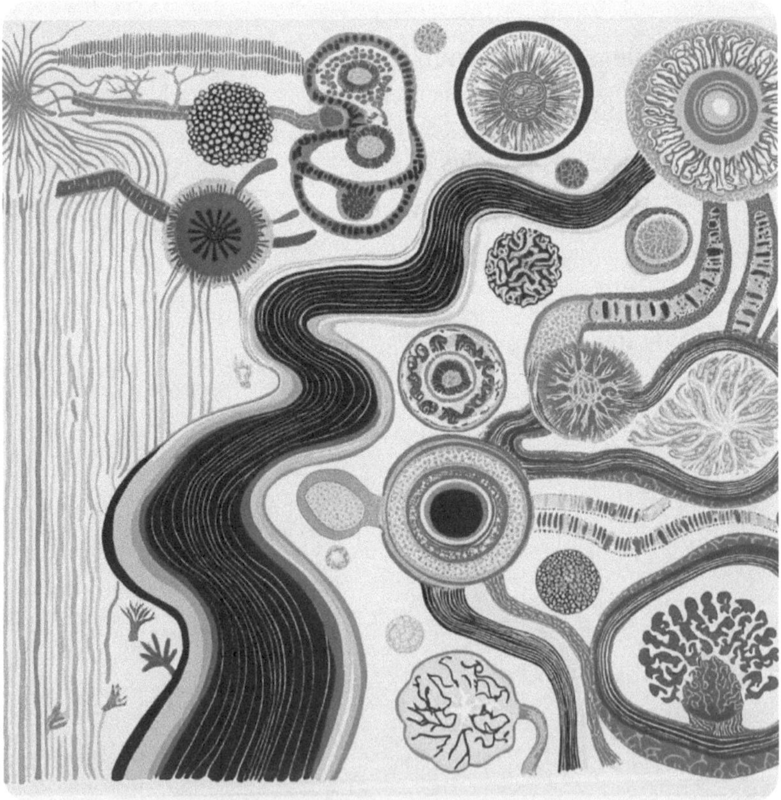

1. 1 Procesos metabólicos biológicos

Los procesos metabólicos biológicos forman la base de cualquier cura metabólica. Controlan la obtención, almacenamiento y utilización de energía, influyendo así directamente en el peso y la composición corporal. Una dieta vegetariana puede influir positivamente en estos procesos mediante la ingesta de nutrientes específicos y la evitación de ciertos alimentos. Sin embargo, la complejidad del metabolismo también presenta desafíos. Comprenda los mecanismos subyacentes y optimice su metabolismo: ¡siga leyendo!

Una dieta vegetariana equilibrada, rica en fibra, antioxidantes, compuestos vegetales secundarios, ácidos grasos insaturados y yodo, apoya la activación natural del metabolismo, la regulación hormonal y la función tiroidea, optimizando así las funciones metabólicas básicas.

Activación metabólica natural

La activación metabólica natural tiene como objetivo la optimización de los procesos corporales para la obtención y uso de energía. El metabolismo energético del cerebro, que depende principalmente de la glucosa y el oxígeno, influye en las capacidades cognitivas. [s1] Los agentes metabólicos pueden reducir daños neuronales, como los causados por la falta de oxígeno, y mejorar el rendimiento cognitivo, especialmente en condiciones de baja disponibilidad de glucosa. [s1] Además, ciertos compuestos apoyan la función mitocondrial y tienen efectos neuroprotectores. [s1] El ayuno, por su parte, activa reacciones celulares que reducen el estrés oxidativo y la inflamación, optimizan el metabolismo y mejoran la protección celular. [s2] Esto conduce a la cetogénesis, un cambio hacia cuerpos cetónicos como fuente de energía, especialmente cuando se agotan las reservas de glucosa en el hígado. [s2] El ayuno también puede aumentar la sensibilidad a la insulina y reducir el estrés oxidativo. [s2] Una dieta vegetariana, rica en fibra, antioxidantes y compuestos vegetales secundarios, puede ser terapéutica en el síndrome metabólico y enfermedades cardiovasculares. [s3] Las fibras promueven la sensación de saciedad y mejoran la sensibilidad a la insulina. [s3]

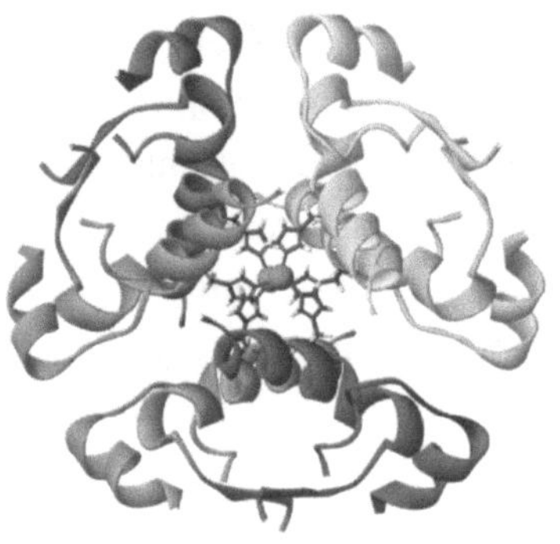

Insulina [i1]

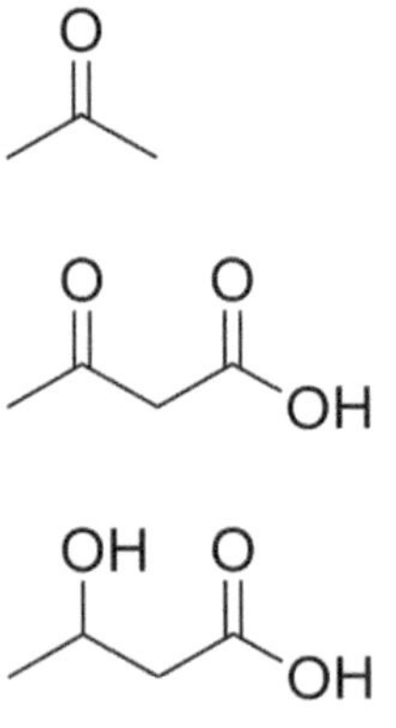

Cuerpos cetónicos [i2]

Los ácidos grasos insaturados, que se encuentran en abundancia en los alimentos vegetales, optimizan el perfil lipídico. [s3] La eliminación de carne roja y procesada reduce el riesgo de síndrome metabólico y diabetes tipo 2. [s3] Las vitaminas B9 (ácido fólico) y B12 (cobalamina) son esenciales para el metabolismo, especialmente para la metilación del ADN y la homeostasis de aminoácidos y lípidos. [s4] Una deficiencia puede provocar trastornos en la síntesis de ADN, inflamación y resistencia a la insulina. [s4] La suplementación con ambas vitaminas puede reducir los niveles de homocisteína y, por lo tanto, disminuir el riesgo de síndrome metabólico. [s4] La dieta también influye en las vías de desintoxicación. Los crucíferos, bayas, soja, ajo y especias como la cúrcuma pueden promover la biotransformación y eliminación de toxinas. [s5]

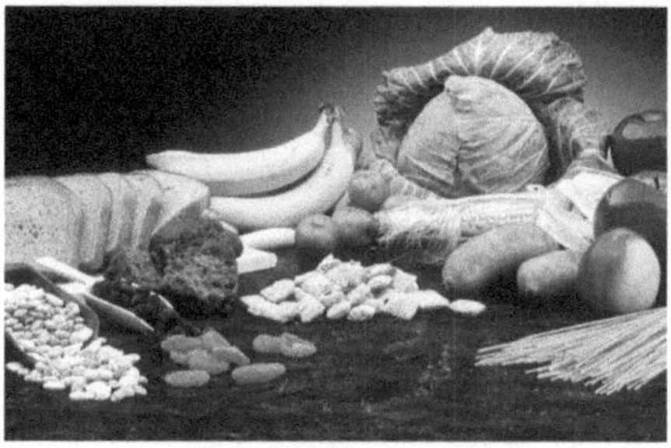

Fibra dietética [i3]

Bueno saber

Ácidos grasos insaturados

Son ácidos grasos esenciales que el cuerpo no puede producir por sí mismo y que deben ser obtenidos a través de la alimentación. En el contexto de una dieta vegetariana, son importantes para la función celular y el metabolismo energético.

Agentes metabólicos

Son sustancias que influyen en el metabolismo. En el contexto de una dieta vegetariana, ciertos compuestos vegetales, como los compuestos vegetales secundarios, pueden asumir esta función y optimizar la obtención y uso de energía.

Biotransformación

Es la conversión de sustancias en el cuerpo, especialmente de sustancias extrañas y medicamentos. En el marco de una dieta vegetariana, ciertos alimentos vegetales pueden apoyar la biotransformación y la desintoxicación.

Compuestos vegetales secundarios

Son sustancias bioactivas que se encuentran en las plantas y pueden tener diversos efectos beneficiosos para la salud. En una dieta vegetariana, contribuyen al apoyo del metabolismo y al fortalecimiento del sistema inmunológico.

Activación de la Tasa Metabólica

Aumento de la tasa metabólica durante una dieta vegetariana.

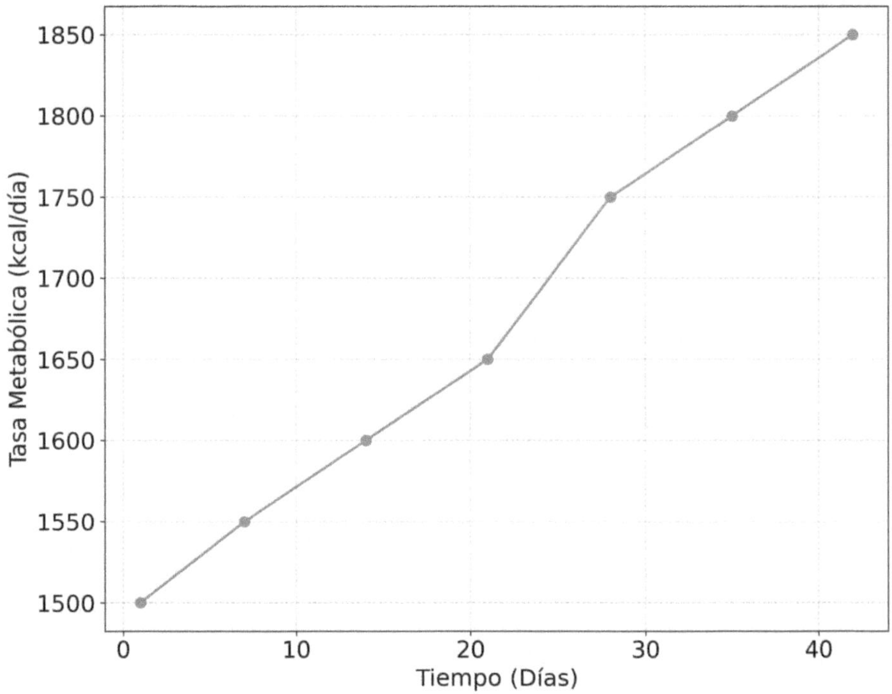

El gráfico muestra un aumento gradual de la tasa metabólica a lo largo del tiempo, lo que sugiere una respuesta positiva al cambio de dieta. La meseta inicial podría indicar un período de adaptación, seguido de una aceleración sostenida del metabolismo, posiblemente debido a una mayor absorción de nutrientes o cambios en la microbiota intestinal.

Mecanismos de control hormonal

Los mecanismos de control hormonal son complejos y están estrechamente relacionados con el metabolismo. La ingesta de alimentos, los ritmos circadianos y la flora intestinal influyen en este ciclo regulador. El ritmo circadiano, nuestro reloj interno, regula la liberación de hormonas e influye en los procesos metabólicos. [s6] La sincronización de la ingesta de alimentos con estos ritmos puede promover la salud metabólica. [s6] Por ejemplo, una dieta vegetariana con horarios de comida regulares, alineados con la luz del día, puede apoyar el ritmo circadiano natural. La flora intestinal también juega un papel importante. Los ácidos grasos de cadena corta (SCFAs), que se generan a través de la descomposición bacteriana de fibras en el intestino, afectan el metabolismo energético. [s7] Influyen en el equilibrio de grasas, azúcares y colesterol, actuando como proveedores de energía o moléculas de señalización. [s7] Una dieta vegetariana rica en fibra, que incluya productos integrales, verduras y frutas, fomenta la formación de estos SCFAs. El ayuno, a su vez, influye en diversas hormonas. La insulina y la glucosa disminuyen, mientras que IGFBP1 aumenta, lo que puede proteger potencialmente contra daños en el ADN. [s8] Al mismo tiempo, aumentan el adiponectina y ghrelina, que pueden mejorar la sensibilidad a la insulina y reducir la inflamación. [s8]

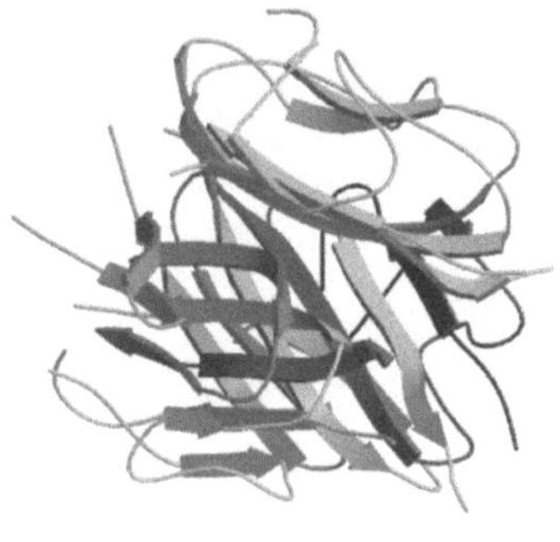

Adiponectina [i4]

NON TOXIC

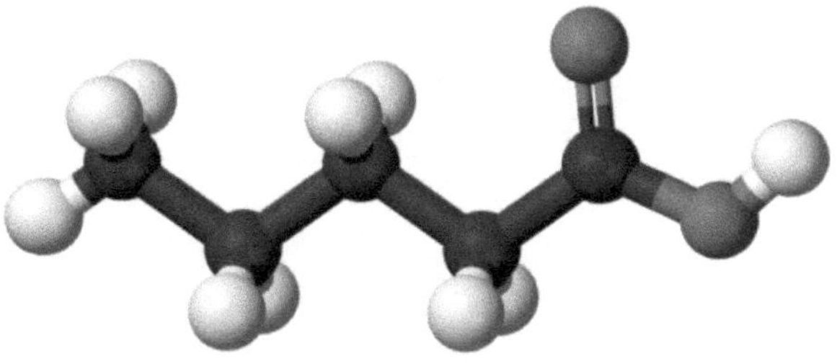

Ácidos grasos de cadena corta [i5]

Bueno saber

Adiponectina

La adiponectina es una hormona producida por las células grasas que mejora la sensibilidad a la insulina. En una dieta vegetariana, la adiponectina puede ayudar a regular los niveles de azúcar en sangre y promover la quema de grasa.

Ghrelin

La ghrelina es una hormona que regula el apetito. En relación con una dieta vegetariana, la ghrelina puede influir en la sensación de hambre y, por lo tanto, controlar la ingesta de calorías.

Ritmo circadiano

El ritmo circadiano influye en la liberación de hormonas, la digestión y la absorción de nutrientes. En una dieta vegetariana, la adaptación de las comidas al ritmo natural del día puede optimizar el metabolismo y apoyar la pérdida de peso.

Influencia Hormonal en el Metabolismo (Dieta Vegetariana)

Impacto hormonal en los procesos metabólicos, categorizado por tipo de hormona y efecto en el metabolismo.

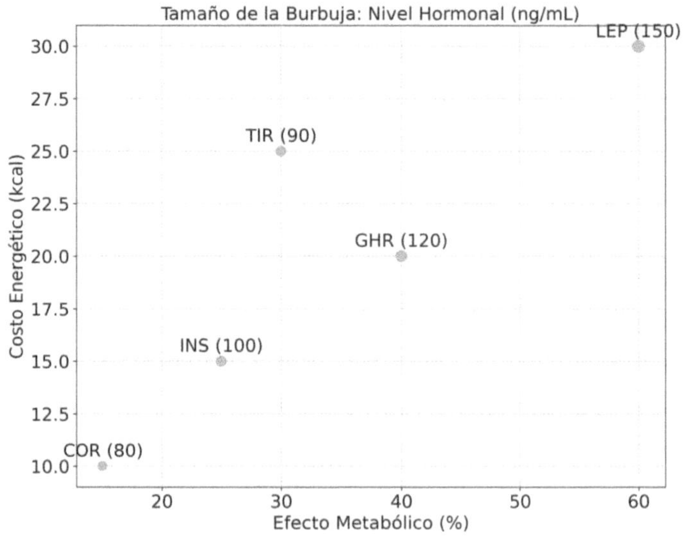

Blasengröße: Nivel Hormonal (ng/mL)

COR: Cortisol

INS: Insulina

TIR: Tiroxina

GHR: Grelina

LEP: Leptina

El gráfico visualiza la interacción de las hormonas y su influencia en el metabolismo durante una dieta vegetariana. Las burbujas más grandes indican un efecto metabólico más fuerte. Las hormonas relacionadas con la regulación del apetito parecen tener un impacto más significativo en comparación con las que participan en la absorción de nutrientes, lo que posiblemente sugiere la adaptación del cuerpo al cambio en la dieta. Los costos variables entre los tipos de hormonas podrían representar el gasto de energía asociado con cada proceso hormonal.

Funciones metabólicas básicas

Las funciones metabólicas básicas abarcan todos los procesos bioquímicos que ocurren en nuestro cuerpo para generar, almacenar y utilizar energía. Estos procesos son esenciales para el crecimiento, la reparación y el mantenimiento de todas las funciones corporales. La hormona tiroidea (TH) desempeña un papel central en el control, regulando el metabolismo y actuando sobre varios órganos como el cerebro, el hígado, el tejido adiposo y los músculos. [s9] La TH influye directa e indirectamente en el metabolismo del colesterol y de los carbohidratos, y modula la sensibilidad a la insulina del hígado. [s9] Una dieta vegetariana equilibrada puede apoyar la función tiroidea al proporcionar suficiente yodo, un componente esencial de la TH. Por lo tanto, los alimentos ricos en yodo, como las algas, el alga marina y la sal yodada, deben integrarse en la dieta para garantizar una producción óptima de TH. La interacción de la TH con otros receptores nucleares como PPAR y LXR juega un papel importante en la regulación del metabolismo de lípidos y carbohidratos. [s9] La producción de TH se controla a través del eje hipotálamo-hipófisis-tiroidea y se modula mediante señales alimentarias y hormonales. [s9] Al regular el metabolismo basal y la termogénesis adaptativa, la TH influye en el peso y la composición corporal. [s9] Una dieta vegetariana rica en frutas, verduras y granos enteros puede contribuir a un peso corporal saludable gracias a su influencia positiva en el metabolismo y la regulación hormonal. Además de una dieta equilibrada, el ejercicio regular puede estimular el metabolismo y apoyar la acción de la TH. Al combinar una alimentación equilibrada con actividad física regular, se pueden optimizar las funciones metabólicas básicas y promover la salud general.

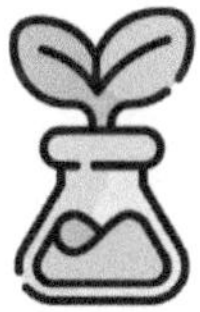

Eje hipotálamo-hipófisis-tiroidea

El eje hipotálamo-hipófisis-tiroidea es un sistema complejo que controla la producción y liberación de hormonas tiroideas. El hipotálamo y la hipófisis en el cerebro envían señales a la tiroides para ajustar la producción de TH a las necesidades del cuerpo. Una dieta vegetariana equilibrada puede ayudar a mantener este eje en equilibrio.

Metabolismo

El metabolismo describe la totalidad de los procesos químicos en el cuerpo que convierten nutrientes en energía y proporcionan materiales para las células. En una dieta de metabolismo vegetariano, el metabolismo juega un papel central, ya que se busca optimizar la obtención y uso de energía a partir de alimentos vegetales.

Distribución del metabolismo de macronutrientes (vegetariano)

Metabolismo típico de macronutrientes en una dieta vegetariana.

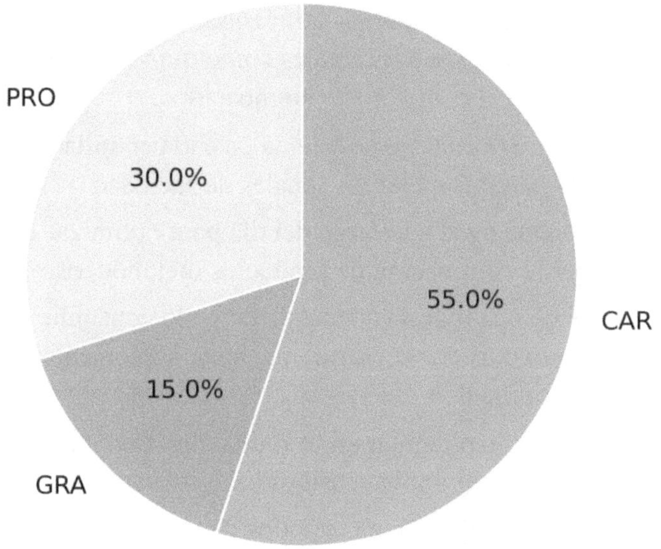

- CAR: Carbohidratos
- GRA: Grasas
- PRO: Proteínas

Los carbohidratos representan una porción sustancial de la producción de energía en una dieta vegetariana, destacando la importancia de los carbohidratos complejos de fuentes como granos integrales, frutas y verduras. El metabolismo de las proteínas contribuye significativamente, mostrando el papel de las fuentes de proteínas vegetales como legumbres, nueces y semillas. El metabolismo de las grasas juega un papel vital, pero su proporción puede ser menor en comparación con las dietas con mayor contenido de productos animales. Esta distribución enfatiza la necesidad de una ingesta equilibrada de diversos alimentos de origen vegetal para garantizar suficiente energía y suministro de nutrientes esenciales.

Consejos concretos

- Integra alimentos fermentados como chucrut o kimchi en tu dieta vegetariana para promover la salud intestinal y la absorción de nutrientes.
- Varía tus fuentes de proteínas utilizando, además de legumbres, nueces, semillas y pseudocereales como quinoa o amaranto, para asegurar un perfil completo de aminoácidos.
- Come de manera consciente y lenta en cada comida para apoyar la digestión y percibir mejor las señales de saciedad.
- Bebe suficiente agua a lo largo del día para optimizar el metabolismo y favorecer la eliminación de productos metabólicos.
- Asegúrate de una ingesta adecuada de yodo consumiendo alimentos ricos en yodo o, si es necesario, mediante suplementación tras consultar a tu médico.
- Incorpora ejercicio regular en tu rutina diaria para estimular el metabolismo y mejorar la sensibilidad a la insulina.
- Experimenta con diferentes métodos de preparación de verduras para aumentar la biodisponibilidad de los nutrientes, por ejemplo, mediante blanqueado o al vapor.
- Planifica tus comidas con antelación para asegurarte de que consumes todos los nutrientes importantes en cantidades adecuadas y evitar antojos.
- Crea un ambiente relajado durante las comidas para favorecer la digestión y reducir el estrés.
- Reflexiona regularmente sobre tus hábitos alimenticios y ajústalos según tus necesidades y objetivos individuales.
- Escucha a tu cuerpo y presta atención a señales como el hambre y la saciedad para regular tu ingesta de alimentos de manera óptima.

1. 2 Características de la nutrición vegetal

Una cura metabólica vegetariana requiere un conocimiento profundo sobre las particularidades de la alimentación vegetal. Este apartado ilumina la composición óptima de la ingesta de nutrientes, considera los posibles desafíos como la cobertura de las necesidades de proteínas y micronutrientes, y muestra caminos para la optimización de la digestión. Una cura metabólica exitosa se basa en un metabolismo funcional: descubra aquí cómo puede apoyarlo de manera óptima con una dieta basada en plantas.

Una dieta vegetal variada a lo largo del día asegura que el cuerpo reciba todos los macronutrientes y micronutrientes necesarios, incluso si algunas fuentes de proteínas vegetales están limitadas en ciertos aminoácidos esenciales.

Fuentes de proteínas vegetales

La proteína vegetal es esencial en una dieta vegetariana para la construcción y mantenimiento de los tejidos corporales. A diferencia de los productos animales, las fuentes vegetales suelen contener menos ácidos grasos saturados y colesterol, pero más fibra y diversos micronutrientes [s10] [s11]. Las legumbres como lentejas, garbanzos y frijoles, productos de soja como tofu y tempeh, así como nueces, semillas y granos enteros, proporcionan cantidades significativas de proteína. La calidad de la proteína de las fuentes vegetales se determina por su composición de aminoácidos y digestibilidad [s12]. Mientras que las proteínas animales proporcionan todos los aminoácidos esenciales en cantidades adecuadas, las fuentes vegetales pueden ser limitadas en aminoácidos individuales. No es necesario combinar todos los aminoácidos esenciales en cada comida [s13]. Una dieta variada a lo largo del día asegura que el cuerpo reciba todos los bloques de construcción necesarios. Por ejemplo, quienes integran regularmente diferentes legumbres, cereales y nueces en su dieta suelen satisfacer sus necesidades sin problemas. La combinación de proteínas vegetales con proteínas animales, como ocurre en una dieta ovo-lacto-vegetariana, puede aumentar los efectos anabólicos y promover la síntesis de proteínas musculares [s12]. También las técnicas de procesamiento influyen en la biodisponibilidad y digestibilidad de la proteína vegetal [s14]. Así, la digestibilidad de la proteína de los productos de soja es mayor en comparación con otras fuentes vegetales [s15]. Una dieta vegetariana rica en proteínas vegetales y fibra puede tener efectos positivos en el metabolismo [s16] [s17]. Puede mejorar la sensibilidad a la insulina y, por lo tanto, reducir el riesgo de diabetes tipo 2 [s10] [s11] [s17]. Además, puede contribuir a la prevención de acidosis metabólica debido a la menor carga ácida [s18]. También los niveles de lípidos en sangre pueden verse positivamente influenciados por las proteínas vegetales, reduciendo el riesgo de

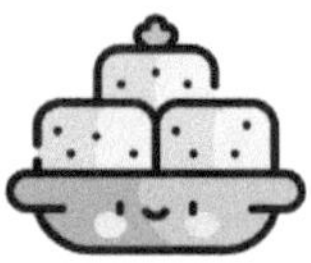

enfermedades cardiovasculares [s11]. Una dieta vegetariana bien planificada proporciona todos los macronutrientes y micronutrientes necesarios [s11]. En una dieta vegana, sin embargo, es recomendable complementar ciertos nutrientes, como la vitamina B12 y D [s15].

Bueno saber

Acidosis metabólica

La acidosis metabólica es una sobrecarga ácida del cuerpo. Una dieta vegetariana rica en frutas y verduras puede ayudar a evitar esta sobrecarga y mantener el equilibrio ácido-base, lo cual es importante para un metabolismo exitoso.

Aminoácidos esenciales

Los aminoácidos esenciales son aquellos que el cuerpo no puede producir por sí mismo y, por lo tanto, deben ser obtenidos a través de la alimentación. En el contexto de una dieta vegetariana para el metabolismo, es importante asegurar una ingesta adecuada de estos aminoácidos esenciales para apoyar óptimamente el metabolismo.

Micronutrientes

Los micronutrientes como vitaminas y minerales son esenciales para el metabolismo y la producción de energía. Una dieta vegetariana para el metabolismo debe incluir suficientes micronutrientes para proporcionar al cuerpo lo que necesita de manera óptima.

Sensibilidad a la insulina

La sensibilidad a la insulina describe cuán bien responde el cuerpo a la hormona insulina. Una mayor sensibilidad a la insulina puede ser promovida por una dieta vegetariana y es importante para mantener niveles saludables de azúcar en sangre y un metabolismo adecuado.

Contenido de proteínas en alimentos vegetales

Contenido de proteínas por 100g

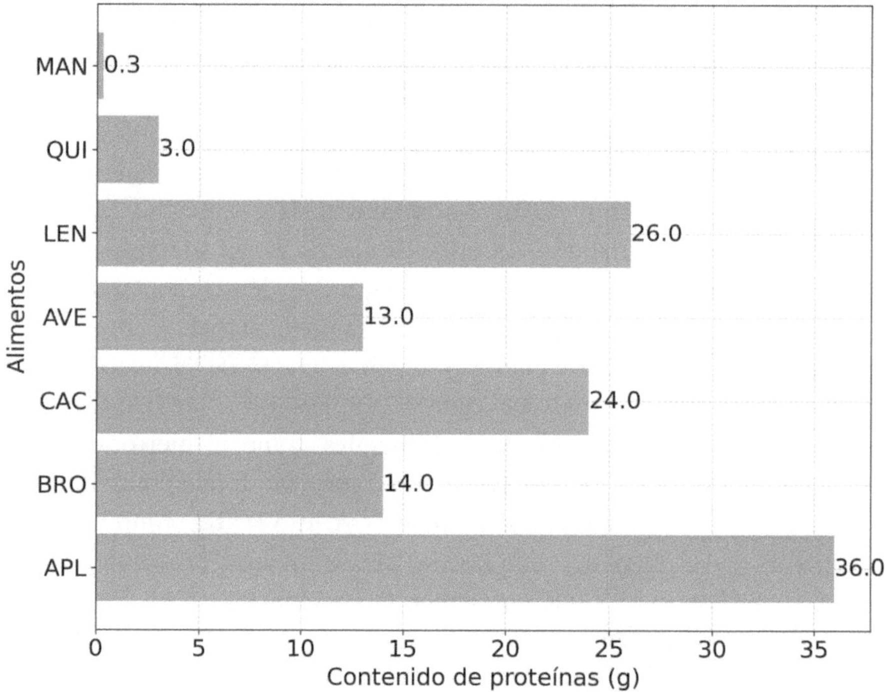

APL: Manzana

BRO: Brócoli

LEN: Lentejas

QUI: Quinoa

AVE: Avena

CAC: Cacahuetes

MAN: Soja

La soja, los cacahuetes y las lentejas tienen el mayor contenido de proteínas y, por lo tanto, son componentes valiosos de una dieta metabólica vegetariana. Los productos de cereales como la avena y la quinua también ofrecen cantidades considerables de proteínas. Las verduras y las frutas, por otro lado, contienen relativamente poca proteína.

Nutrientes esenciales

Además de las proteínas, el organismo necesita una serie de otros nutrientes que deben ser cubiertos a través de una dieta vegetariana. Los micronutrientes como las vitaminas y los minerales juegan un papel crucial en diversas funciones corporales. Mientras que una dieta basada en plantas es rica en muchas vitaminas, minerales y sekundaeren_pflanzenstoffen [s19], algunos nutrientes que se encuentran en productos animales pueden estar presentes en menor cantidad o ser absorbidos de manera menos eficiente por el cuerpo [s20]. La vitamina B12, que se encuentra principalmente en alimentos de origen animal, es un ejemplo de esto. Para evitar una deficiencia, los vegetarianos deben suplementar la vitamina B12, especialmente en una dieta vegana [s21]. También la vitamina D, que el cuerpo puede producir a través de la exposición al sol, puede ser suplementada en caso de exposición solar insuficiente o en personas con piel oscura [s22]. Minerales como el hierro y el zinc están presentes en alimentos vegetales, pero su biodisponibilidad es menor que la de las fuentes animales. A través de combinaciones inteligentes en el plan de comidas, se puede mejorar la absorción. Por ejemplo, la vitamina C, que se encuentra en abundancia en los cítricos o los pimientos, aumenta la absorción de hierro de fuentes vegetales. Los fitatos, que se encuentran en productos integrales y legumbres, pueden inhibir la absorción de zinc. Remojar y germinar legumbres y granos reduce el contenido de fitatos y mejora así la disponibilidad de zinc. El calcio, importante para los huesos y los dientes, se encuentra en alimentos vegetales como verduras de hoja verde oscuro, tofu y productos lácteos vegetales enriquecidos. Los ácidos grasos omega-3, especialmente EPA y DHA, que se encuentran predominantemente en pescados grasos, pueden ser consumidos en una dieta vegetariana a través de aceite de algas o aceite de linaza [s20]. Una dieta equilibrada y variada con una amplia gama de alimentos vegetales como legumbres, granos integrales,

verduras, frutas, nueces y semillas [s23] ayuda a satisfacer la necesidad de la mayoría de los nutrientes y a aprovechar los beneficios de una dieta basada en plantas, como un menor riesgo de enfermedades crónicas [s24].

Bueno saber

Micronutrientes

Los micronutrientes que deben ser especialmente considerados en una dieta de metabolismo vegetariano son la vitamina B12, la vitamina D, el hierro, el zinc, el calcio y los ácidos grasos omega-3. Una selección y combinación adecuada de alimentos, así como la suplementación si es necesario, ayudan a satisfacer las necesidades y a apoyar óptimamente el metabolismo.

Distribución de macronutrientes (ejemplo de dieta vegetariana)

Ejemplo de desglose de macronutrientes para una dieta vegetariana.

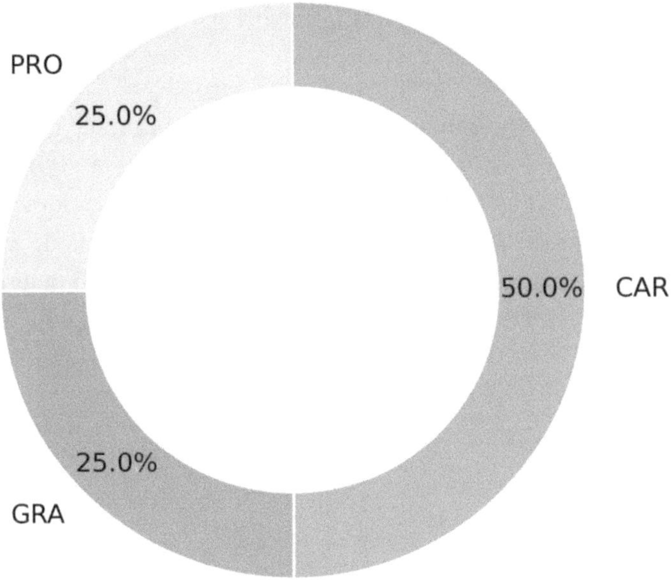

- CAR: Carbohidratos
- GRA: Grasas
- PRO: Proteínas

Este gráfico ilustra una posible distribución de macronutrientes para una dieta vegetariana equilibrada. El mayor porcentaje de carbohidratos refleja la dependencia de los alimentos de origen vegetal. Se puede lograr una ingesta adecuada de proteínas a través de diversas fuentes como legumbres, tofu y nueces. Las grasas saludables de fuentes como aguacates, nueces y semillas también son componentes importantes.

Optimización de la digestión

Una digestión óptima es esencial para el bienestar y la absorción de nutrientes. La alimentación vegetal, rica en fibra y polifenoles, promueve una flora intestinal diversa, que tiene efectos positivos sobre la salud [s25]. Esta diversidad incluye, entre otros, bacterias que producen butirato, un ácido graso de cadena corta que sirve como fuente de energía para las células intestinales y posee propiedades antiinflamatorias [s25]. Una dieta vegetal equilibrada apoya el crecimiento de bacterias intestinales beneficiosas y, al mismo tiempo, reduce la presencia de bacterias dañinas [s26]. Así, contribuye a una flora intestinal saludable, que a su vez influye positivamente en la digestión, el sistema inmunológico y el equilibrio de las bacterias intestinales [s26]. Probióticos, microorganismos vivos y prebióticos, componentes alimentarios no digeribles que fomentan el crecimiento de bacterias beneficiosas, pueden además apoyar la salud intestinal. Quien enriquece su yogur con semillas de lino o chía, consume simultáneamente probióticos (a través del yogur) y prebióticos (a través de las semillas), apoyando así la flora intestinal de dos maneras. A través de la selección y combinación específica de alimentos, se puede optimizar la digestión y promover la salud.

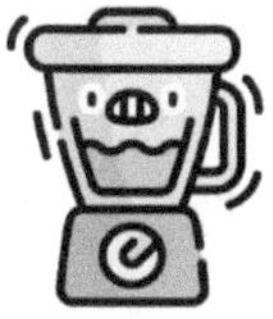

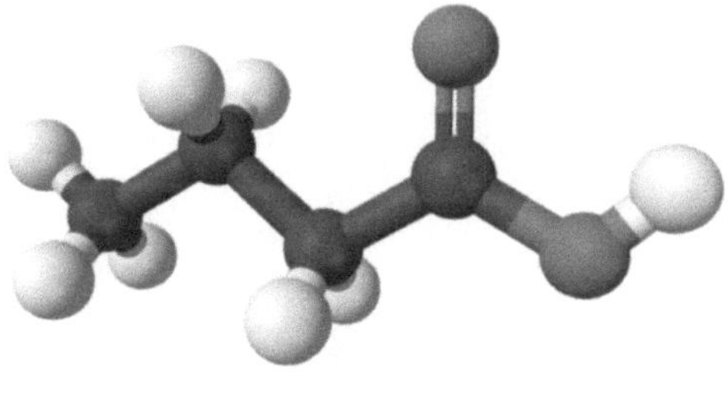

Butirato [i6]

Bueno saber

Polifenoles

Compuestos vegetales secundarios que se encuentran en muchos alimentos vegetales y que tienen propiedades antioxidantes, que pueden ser beneficiosas para una saludable dieta de metabolismo.

Prebióticos

Componentes alimentarios no digeribles (por ejemplo, inulina, almidón resistente) que fomentan el crecimiento y la actividad de bacterias beneficiosas en el intestino. Pueden aumentar la efectividad de una dieta de metabolismo vegetariana.

Probióticos

Microorganismos vivos (por ejemplo, en yogur, chucrut) que influyen positivamente en la flora intestinal y pueden apoyar la digestión y la absorción de nutrientes durante una dieta de metabolismo vegetariana.

Eficiencia Digestiva en una Dieta Basada en Plantas

Mejora de la digestión a lo largo del tiempo en una dieta metabólica vegetariana.

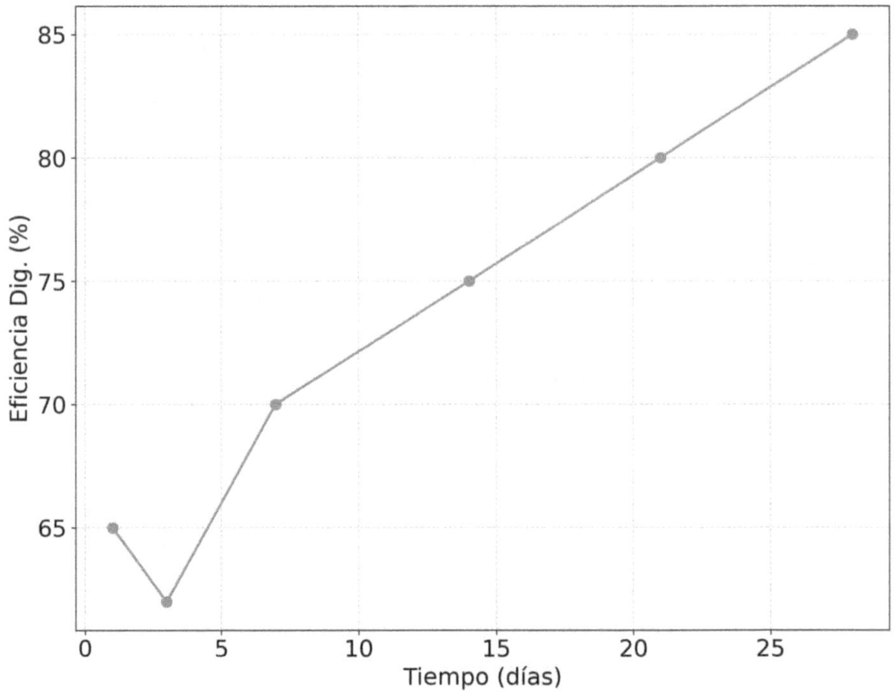

El gráfico ilustra una tendencia general de aumento de la eficiencia digestiva a lo largo del tiempo. Los ajustes iniciales pueden llevar a ligeras fluctuaciones, pero el patrón general sugiere que el cuerpo se adapta a la dieta basada en plantas, lo que resulta en una mejor absorción de nutrientes y menos molestias digestivas.

Consejos concretos

- Aumente la ingesta de proteínas de legumbres remojándolas durante la noche antes de cocinarlas y desechando el agua de remojo.
- Combine cereales y legumbres no solo en una comida, sino también a lo largo del día para optimizar la utilización de proteínas.
- Descubra la variedad de brotes: los brotes contienen nutrientes concentrados y enzimas que apoyan la digestión y el metabolismo.
- Rote sus fuentes de proteínas vegetales semanalmente para asegurarse de obtener todos los aminoácidos esenciales y descubrir nuevos sabores.
- Integre regularmente algas en su dieta para mejorar el suministro de yodo y ácidos grasos omega-3, por ejemplo, añadiendo hojas de nori a ensaladas o sopas.
- Beba té verde con sus comidas ricas en hierro para inhibir la absorción de hierro no hemo de fuentes vegetales y así evitar un exceso.
- Experimente con productos de soja fermentados como miso o natto para enriquecer su flora intestinal con nuevas cepas bacterianas y mejorar la digestibilidad de las proteínas.
- Prepare sus comidas con aceites vegetales ricos en nutrientes como el aceite de linaza, aceite de cáñamo o aceite de nuez para aumentar su ingesta de ácidos grasos omega-3.
- Seque hierbas de su propio jardín o balcón y utilícelas como un complemento aromático y nutritivo para sus platos.
- Aproveche la dulzura natural de los dátiles o frutas secas para endulzar sus platos vegetarianos mientras incorpora minerales valiosos.

1. 3 Optimización metabólica sin hormonas

Una optimización del metabolismo exitosa es posible sin apoyo hormonal. Este apartado de la dieta metabólica vegetariana destaca estrategias naturales para mejorar la función metabólica, incluyendo el ayuno intermitente y la selección específica de alimentos vegetales. Ambos enfoques presentan desafíos y, al mismo tiempo, ofrecen un gran potencial para éxitos sostenibles. Descubra cómo activar su metabolismo de manera natural y fortalecer su salud a largo plazo.

Una dieta vegetariana, combinada con el ayuno intermitente, ofrece efectos sinérgicos para la optimización del metabolismo, promoviendo la quema de grasa, mejorando la sensibilidad a la insulina y apoyando los procesos de desintoxicación, sin necesidad de recurrir a hormonas.

Optimización metabólica sin HCG

La optimización metabólica sin HCG en el marco de una dieta vegetariana se centra en métodos naturales para mejorar la función metabólica. Un enfoque es el ayuno intermitente, que no se basa en la reducción de calorías, sino en el control temporal de la ingesta de alimentos. Al alternar entre fases de comida y ayuno, el cuerpo cambia su metabolismo, pasando del uso de glucosa como fuente de energía a la quema de ácidos grasos y cetonas [s27]. Así, el ayuno intermitente puede promover la quema de grasa y mejorar la sensibilidad a la insulina, lo que puede tener efectos positivos en el peso y la salud metabólica [s27]. Diferentes métodos, como el ayuno alterno o la alimentación restringida en el tiempo (por ejemplo, el método 16/8, donde se ayuna durante 16 horas y se come durante 8 horas), pueden mostrar efectos en la salud metabólica [s27]. Una dieta vegetariana, especialmente vegana, también ofrece potencial para la optimización metabólica. El alto contenido de fibra en los alimentos vegetales promueve la sensación de saciedad y mejora la sensibilidad a la insulina [s28]. Al mismo tiempo, una dieta vegana reduce la ingesta de ácidos grasos saturados, que se encuentran en productos animales, y aumenta la ingesta de ungesaettigten_fettsaeuren. Este cambio en el perfil de ácidos grasos puede tener efectos positivos en el perfil lipídico y, por lo tanto, en el riesgo de enfermedades cardiovasculares [s28]. La eliminación de la carne, especialmente la carne roja y procesada, también contribuye a reducir el riesgo de síndrome metabólico y diabetes tipo 2 [s28].

Además, una dieta vegana es rica en antioxidantes y compuestos antiinflamatorios, que pueden apoyar la salud cardiovascular [s28]. Una dieta vegana bien planificada puede servir como una herramienta terapéutica para combatir el síndrome metabólico y reducir el riesgo de enfermedades cardiovasculares [s28]. Se necesitan estudios a largo plazo sobre la eficacia y seguridad del ayuno intermitente [s27].

Bueno saber

Ayuno intermitente

En el ayuno intermitente, se alternan períodos de comida y ayuno. Este método puede cambiar el metabolismo hacia la quema de grasa y contribuir a la pérdida de peso sin reducir la ingesta calórica total. En combinación con una dieta vegetariana, esto puede ser especialmente efectivo.

Compuestos antiinflamatorios

Los compuestos antiinflamatorios son sustancias que pueden reducir la inflamación en el cuerpo. Las inflamaciones crónicas juegan un papel en muchas enfermedades y una dieta rica en compuestos antiinflamatorios puede contribuir a la salud.

Salud cardiovascular

La salud cardiovascular se refiere a la salud del corazón y los vasos sanguíneos. Una dieta saludable, ejercicio regular y un estilo de vida saludable son importantes para la salud cardiovascular.

Salud metabólica

La salud metabólica se refiere al estado óptimo de los procesos metabólicos en el cuerpo. Indicadores de buena salud metabólica incluyen, entre otros, una presión arterial saludable, niveles de azúcar en sangre y colesterol, así como un índice de masa corporal (IMC) normal. Una dieta vegetariana y el ayuno intermitente pueden influir positivamente en la salud metabólica.

Sustancias activas vegetales

Las sustancias activas vegetales ofrecen un amplio espectro de posibilidades para influir positivamente en el metabolismo. Además de las ya mencionadas fibra y ungesaettigten_fettsaeuren, otras sustancias bioactivas en los alimentos vegetales son relevantes para la actividad metabólica. Así, los sekundaere_pflanzenstoffe, como se describe en [s29], con sus propiedades antioxidantes y antiinflamatorias, promueven la salud. Estos protegen las células del estrés oxidativo y pueden contribuir a la prevención de enfermedades crónicas [s29]. Otro aspecto importante es la modulación de las vías de desintoxicación a través de alimentos vegetales [s30]. Las enzimas de las fases I y II del metabolismo son influenciadas por ciertos componentes, lo que promueve la eliminación de sustancias nocivas y productos metabólicos [s30]. La activación de la vía de señalización Nrf2, un regulador central de los mecanismos de protección celular, a través de sustancias vegetales aumenta la producción de antioxidantes y enzimas de desintoxicación [s30]. Esto mejora la protección contra influencias dañinas y apoya la desintoxicación natural del cuerpo. Además, ciertos compuestos vegetales pueden estimular la producción de una proteína que se une a metales tóxicos y facilita su eliminación [s30]. Para aprovechar al máximo los efectos positivos de las sustancias activas vegetales, debe diversificar su dieta e integrar diferentes tipos de frutas y verduras en su plan de alimentación. El brócoli, las espinacas y las bayas, por ejemplo, son ricos en antioxidantes y apoyan así la salud celular.

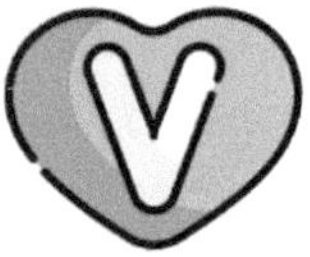

Bueno saber

Enfermedades crónicas

Las enfermedades crónicas pueden afectar negativamente el metabolismo. Una dieta metabólica vegetariana, combinada con un estilo de vida saludable, puede ayudar a reducir el riesgo de enfermedades crónicas y mejorar el metabolismo a largo plazo.

Fibra

La fibra, especialmente la fibra soluble, puede influir positivamente en el metabolismo al ralentizar la digestión, estabilizar los niveles de azúcar en sangre y promover la sensación de saciedad. Esto puede ayudar a evitar antojos y controlar la ingesta de calorías en una dieta metabólica vegetariana.

Vías de desintoxicación

Las vías de desintoxicación son los procesos en el cuerpo responsables de la eliminación de sustancias nocivas y productos metabólicos. Una dieta metabólica vegetariana puede apoyar estas vías y promover la desintoxicación natural del cuerpo.

Concentraciones de ingredientes activos

Concentración de ingredientes activos vegetales

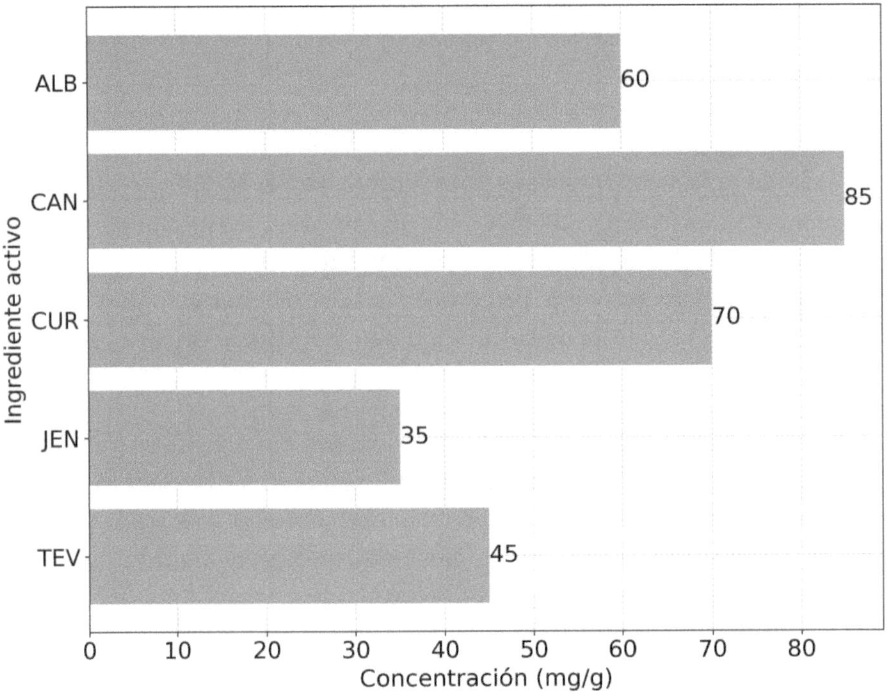

ALB: Alholva
CAN: Canela
CUR: Cúrcuma
JEN: Jengibre
TEV: Té Verde

El jengibre presenta la mayor concentración de compuestos activos, seguido de la cúrcuma y el té verde. La alholva y la canela muestran concentraciones moderadas, lo que indica diferentes potencias. La selección de estos ingredientes activos en una cura metabólica puede ofrecer efectos sinérgicos para la optimización del metabolismo.

Procesos enzimáticos

Las enzimas son esenciales para innumerables procesos metabólicos. Aceleran las reacciones bioquímicas al reducir la energía de activación necesaria. En el contexto de una dieta vegetariana, las enzimas participan en la digestión, la absorción de nutrientes y la producción de energía. Las enzimas de las fases I y II del metabolismo son influenciadas por ciertos compuestos de las plantas, lo que promueve la eliminación de productos metabólicos y toxinas [s31]. Así, los alimentos pueden inhibir o inducir la actividad de las enzimas de desintoxicación, siendo el efecto dependiente de la dosis [s31]. Los factores genéticos y ambientales también pueden influir en la respuesta a los alimentos y su impacto en los procesos enzimáticos [s31]. Además de su papel en la desintoxicación, las enzimas también están involucradas en la reprogramación epigenética [s32]. Los factores ambientales como la dieta y el ejercicio afectan la actividad genética sin alterar la secuencia de ADN [s32]. Una ingesta adecuada de donantes de grupos metilo a través de la dieta es importante para la metilación del ADN y la expresión génica, especialmente en la fase de desarrollo [s32]. El ejercicio puede provocar modificaciones epigenéticas que se asocian con una mejor sensibilidad a la insulina y una reducción de la inflamación [s32]. La combinación de dieta y ejercicio actúa sinérgicamente en la modulación epigenética y puede contribuir a la prevención de enfermedades metabólicas [s32]. Los micronutrientes también participan en los procesos enzimáticos. Minerales como el magnesio, zinc, cobre, hierro y selenio son componentes de las enzimas

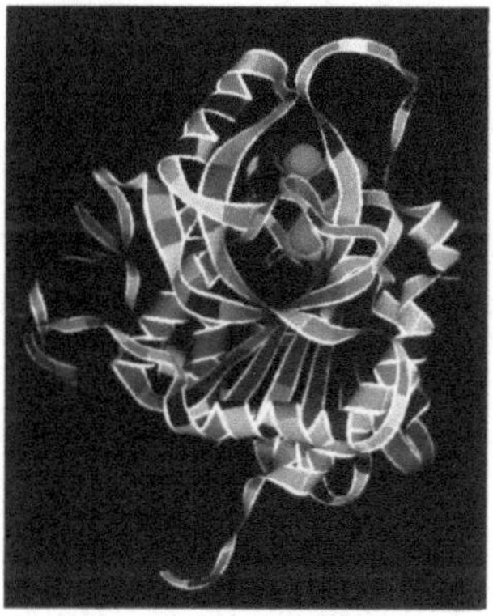

Enzima [i8]

o influyen en su actividad [s33]. La falta de estos minerales puede afectar diversas funciones inmunológicas y aumentar la susceptibilidad a infecciones [s33]. Una dieta variada basada en plantas que incluya legumbres, nueces y granos enteros puede asegurar el suministro de estos minerales importantes. Las vitaminas del grupo B actúan como coenzimas en numerosas reacciones enzimáticas del metabolismo celular, tanto en el ámbito catabólico como anabólico [s34]. Están involucradas en la síntesis y el metabolismo de aminoácidos, ácidos grasos y otras moléculas bioactivas [s34]. La deficiencia de vitaminas B puede llevar a un aumento de la concentración de homocisteína, que se asocia con enfermedades cardiovasculares y neurodegenerativas [s34]. Dado que las vitaminas B se transportan activamente a través de la barrera hematoencefálica y su concentración en el cerebro está estrictamente regulada, son especialmente relevantes para la función cerebral [s34]. Por lo tanto, una ingesta adecuada de estas vitaminas a través de granos enteros, verduras de hoja verde y legumbres puede apoyar el rendimiento cognitivo.

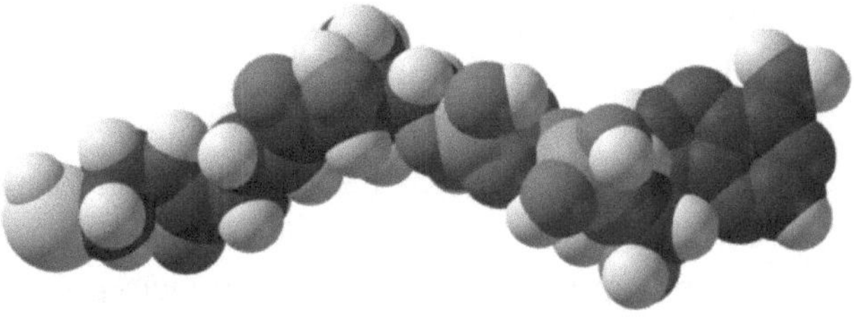

Coenzima [i7]

Bueno saber

Barrera hematoencefálica

La barrera hematoencefálica es una barrera protectora entre el sistema circulatorio y el cerebro, que regula el transporte de sustancias al cerebro. Las vitaminas B pueden atravesar esta barrera.

Energía de activación

La energía de activación es la cantidad de energía necesaria para iniciar una reacción química. Las enzimas reducen esta energía, haciendo que los procesos metabólicos sean más eficientes.

Reprogramación epigenética

La reprogramación epigenética describe el cambio en la actividad genética debido a factores ambientales como la dieta y el ejercicio, sin alterar la secuencia de ADN. Esto puede influir en el metabolismo.

Actividad enzimática en el metabolismo vegetariano

Actividad enzimática relacionada con la absorción de nutrientes y la eficiencia metabólica en una dieta vegetariana.

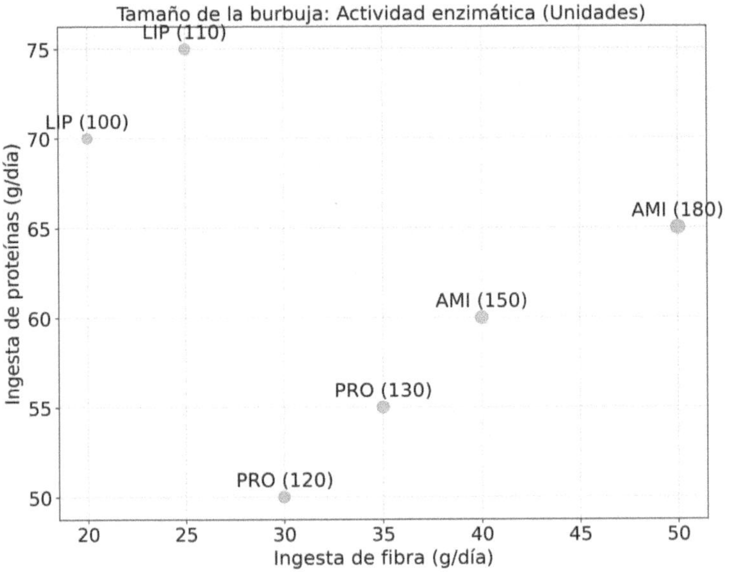

Blasengröße: Actividad enzimática (Unidades)

- AMI: Amilasa
- LIP: Lipasa
- PRO: Proteasa

Una mayor ingesta de fibra se correlaciona con una mayor actividad de la amilasa, mientras que una menor ingesta de proteínas podría conducir a una actividad de la proteasa ligeramente reducida, aunque se mantienen niveles adecuados para una digestión eficiente. La actividad de la lipasa permanece relativamente constante a través de diferentes niveles de ingesta de grasas dentro de una dieta vegetariana, lo que indica un metabolismo eficiente de las grasas. En general, los datos sugieren una respuesta enzimática equilibrada que facilita la utilización eficiente de nutrientes en un contexto metabólico vegetariano.

Consejos concretos

- Mejore sus comidas con especias como cúrcuma, jengibre y canela para estimular la termogénesis y activar el metabolismo.
- Incorpore amargos de diente de león, alcachofa o achicoria en su dieta para apoyar la función hepática y la digestión de grasas.
- Beba por la mañana un vaso de agua tibia con jugo de limón para estimular suavemente el metabolismo y preparar la digestión.
- Masajee su abdomen en el sentido de las agujas del reloj para estimular la actividad intestinal y aliviar las molestias digestivas.
- Alterne diariamente entre duchas frías y calientes para activar la circulación y el metabolismo.
- Respire profundamente en el abdomen varias veces al día para mejorar el suministro de oxígeno a las células y activar el metabolismo.
- Dedique tiempo a la naturaleza a diario para reducir el estrés y apoyar el ritmo natural de su cuerpo.
- Experimente con diferentes tipos de ayuno, como el ayuno 5:2 o el ayuno intermitente, para encontrar el método óptimo para usted.
- Aproveche los efectos positivos del frío, consumiendo bebidas frías o sumergiendo sus manos en agua fría para estimular la quema de grasa.
- Fomente la salud de su intestino consumiendo alimentos prebióticos como cebollas, ajo y topinambur, que apoyan el crecimiento de bacterias intestinales beneficiosas.

Revisión - 1. Fundamentos de la dieta metabólica vegetariana

Una cura metabólica vegetariana que estimula el metabolismo de manera natural ofrece oportunidades prometedoras para mejorar su salud y bienestar. La clave radica en optimizar los procesos corporales de obtención y utilización de energía, sin recurrir a HCG. Varios factores juegan un papel decisivo, desde la selección de las fuentes adecuadas de proteínas vegetales y la garantía de un suministro nutricional suficiente, hasta la optimización de su digestión y el uso específico de compuestos vegetales. Al considerar estos aspectos, puede diseñar su cura metabólica de manera efectiva y lograr resultados sostenibles.

Un paso importante es la integración de una variedad de fuentes de proteínas vegetales en su dieta. Las legumbres, productos de soja, nueces, semillas y cereales integrales ofrecen proteínas valiosas y micronutrientes esenciales. Preste atención a una dieta variada para asegurarse de que recibe todos los aminoácidos esenciales. Especialmente en una dieta vegana, la suplementación de vitamina B12 y, si es necesario, vitamina D es indispensable. Para mejorar la absorción de hierro de fuentes vegetales, combine alimentos ricos en hierro con alimentos que contengan vitamina C. El remojo y la germinación de legumbres y cereales reducen el contenido de fitatos y mejoran la disponibilidad de zinc. A través de la selección y combinación consciente de alimentos, puede optimizar su suministro nutricional y apoyar su cura metabólica de manera óptima.

La salud intestinal juega un papel central en una cura metabólica efectiva. Una dieta rica en fibra y basada en plantas promueve una flora intestinal diversa, que mejora la digestión y la absorción de nutrientes. Integre probióticos, como yogur o chucrut, y prebióticos, como semillas de lino o chía, en su dieta para apoyar el crecimiento de bacterias intestinales beneficiosas. El ayuno intermitente también puede contribuir a la optimización del metabolismo, al estimular la quema de grasa y mejorar la sensibilidad a la insulina. Experimente con diferentes métodos de ayuno para encontrar la variante que mejor se adapte a usted e intégrala en su vida diaria.

Los compuestos vegetales, como los fitoquímicos, ofrecen oportunidades adicionales para influir positivamente en su metabolismo. Actúan como antioxidantes y antiinflamatorios, y pueden contribuir a la prevención de enfermedades crónicas. Integre una amplia variedad de frutas y verduras en su dieta para beneficiarse de los diferentes compuestos bioactivos. Asegúrese de obtener suficientes micronutrientes, especialmente minerales como magnesio, zinc y selenio, así como vitaminas del grupo B, que son esenciales para los procesos enzimáticos y la función cerebral. Al combinar una dieta vegetariana equilibrada con ejercicio regular y un estilo de vida saludable, puede llevar a cabo su cura metabólica con éxito y mejorar su salud de manera sostenible.

Una cura metabólica vegetariana basada en métodos naturales le brinda la oportunidad de alinear su cuerpo y fortalecer su salud desde adentro. Con las estrategias adecuadas y un estilo de vida consciente, puede optimizar sus procesos metabólicos, aumentar su bienestar y alcanzar sus objetivos. ¡Comience hoy mismo y experimente los efectos positivos de una activación metabólica natural!

2. Implementación práctica

¿Cómo se puede integrar con éxito una cura metabólica vegetariana en la vida cotidiana? El cambio en la alimentación requiere una planificación cuidadosa y estructuras claras, para que el nuevo estilo de vida pueda convertirse en rutina. Desde la preparación matutina hasta el cierre de la noche, se desarrolla un flujo diario armonioso que considera tanto el cuerpo como la mente. Con las herramientas adecuadas y un enfoque sistemático, nada se interpone en el camino del éxito: exploremos juntos los diferentes componentes.

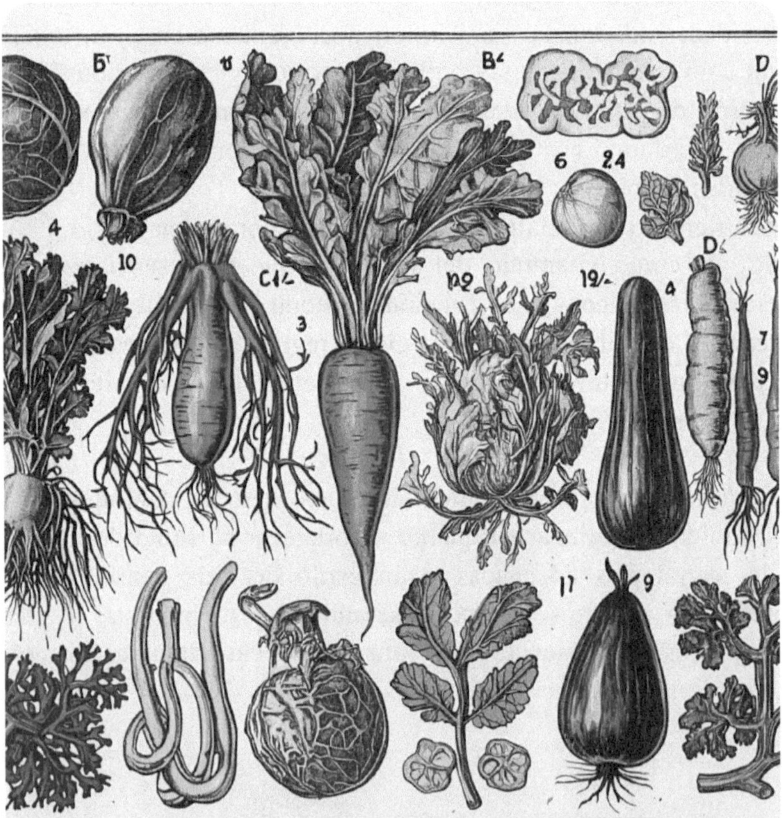

2. 1 Fase de preparación

Una exitosa cura metabólica vegetariana requiere una buena preparación. La adecuada equipación de la cocina, una lista de compras bien pensada y un plan semanal estructurado son esenciales para enfrentar desafíos como la falta de tiempo, los ataques de hambre o las compras impulsivas poco saludables. Esta fase sienta las bases para una implementación fluida y éxitos sostenibles. ¡Prepárese de manera óptima y comience su cura metabólica vegetariana con fuerza!

Una buena preparación es el fundamento de una exitosa cura de metabolismo.

Equipamiento de cocina

Para una exitosa dieta de metabolismo vegetariana, el equipamiento de cocina adecuado es útil. Un potente batidor facilita la preparación de batidos verdes y sopas cremosas. Varios tableros de cortar de diferentes tamaños evitan la transferencia de sabores, como de cebollas a frutas. Un juego de cuchillos bien equipado con diferentes hojas – como un cuchillo de chef, un cuchillo de verduras y un cuchillo pelador – permite un trabajo preciso y eficiente. Los recipientes de almacenamiento herméticos de alta calidad son imprescindibles para conservar comidas y bocadillos preparados. [s35] Por ejemplo, cuando cocine lentejas, puede preparar todo el paquete y congelar la mitad de las sobras. [s35] Una vaporera permite la preparación suave de verduras, conservando vitaminas y nutrientes. También se recomienda una balanza de cocina para mantener un control sobre las porciones. - Además, son útiles utensilios como un cortador en espiral para fideos de verduras, una batidora de mano para sopas y salsas, y varios medidores y cucharas. Con la preparación adecuada del equipamiento de cocina, ahorrará tiempo y facilitará la implementación de la dieta de metabolismo vegetariana. Así podrá preparar también mayores cantidades de legumbres, remojándolas, como los garbanzos, durante 24 horas y luego cocinándolas, añadiendo la sal solo al final. [s35] Recuerde usar suficiente agua: al menos 3 tazas de agua por cada taza de legumbres, y dejar escurrir bien las legumbres cocidas antes de almacenarlas en los recipientes de almacenamiento preparados. [s35]

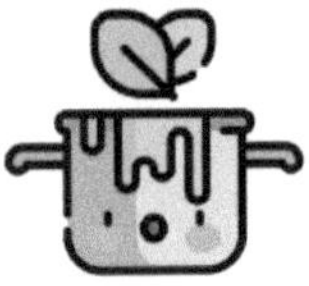

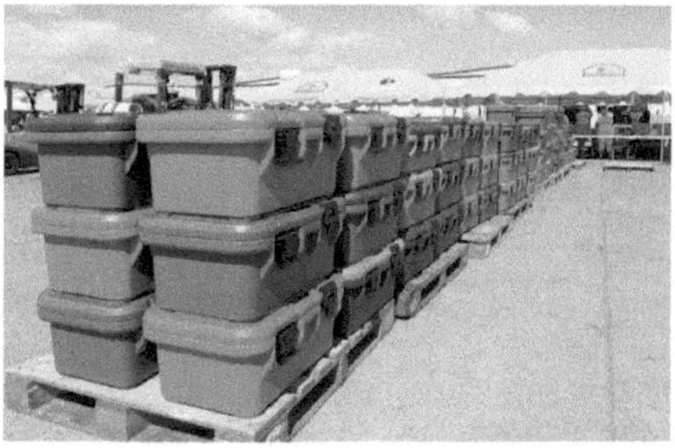

Recipiente para alimentos [i9]

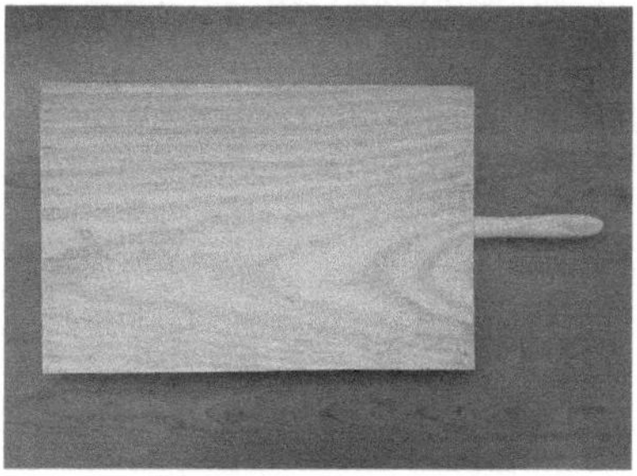

tabla de cortar [i10]

Bueno saber

Batido

Los batidos verdes son ideales en la fase de preparación para proporcionar al cuerpo vitaminas y minerales importantes y estimular el metabolismo. Pueden prepararse, por ejemplo, con verduras de hoja, frutas y fuentes de proteína vegetal como semillas de cáñamo.

Legumbre

Las legumbres como lentejas, garbanzos y frijoles son ricas en proteínas vegetales y fibra, que son importantes para una digestión saludable y un nivel de azúcar en sangre estable. En la fase de preparación, pueden ser precocinadas y congeladas en porciones para ahorrar tiempo.

Costos de Equipo de Cocina para una Dieta Metabólica Vegetariana

Desglose de costos para equipo de cocina esencial.

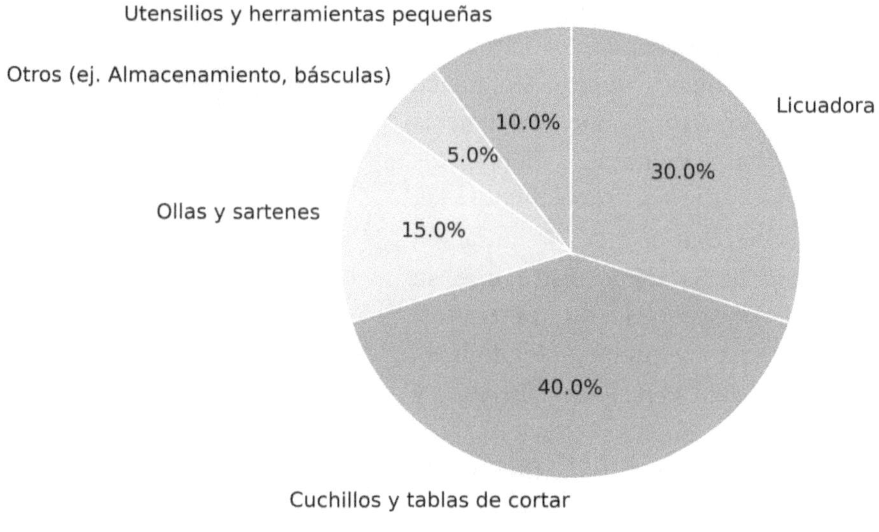

CUT: Cuchillos y tablas de cortar
LIC: Licuadora
OLL: Ollas y sartenes
OTS: Otros (ej. Almacenamiento, básculas)
UTE: Utensilios y herramientas pequeñas

Los cuchillos y las tablas de cortar representan una parte significativa de la inversión inicial, lo que destaca la importancia de las herramientas de calidad para preparar productos frescos. Invertir en una buena licuadora también es clave para este tipo de dieta, probablemente para hacer batidos y sopas. Los electrodomésticos y utensilios más pequeños constituyen el costo restante, lo que demuestra que, si bien las herramientas diversas son útiles, la inversión principal reside en el equipo de preparación básico.

Lista de la compra

Una lista de la compra bien pensada es la base para una exitosa dieta vegetariana de optimización del metabolismo. Previene compras impulsivas y permite un almacenamiento óptimo, lo que ahorra tiempo y dinero. Comience con un inventario de sus existencias para evitar compras duplicadas innecesarias. Luego, anote todos los alimentos necesarios para la duración planificada de la dieta. Estructure su lista por categorías de alimentos, como frutas, verduras, legumbres, productos de cereales, nueces y semillas, productos lácteos y alternativas vegetales, para facilitar la compra y mantener una visión general. Tenga en cuenta las recetas que desea preparar durante la dieta. Por ejemplo, si planea una receta con quinoa, verifique si tiene suficiente en la despensa o si debe incluirla en la lista de la compra. Además, integre alimentos para bocadillos saludables, como nueces sin sal, para prevenir antojos. Una lista de la compra bien planificada le ayuda a seguir su plan de alimentación y a llevar a cabo la dieta con éxito. Al comprar, preste atención a los productos de temporada y locales, ya que suelen ser más frescos y nutritivos. Opte preferentemente por alimentos no procesados y lea cuidadosamente las listas de ingredientes para identificar azúcares ocultos o aditivos no deseados. Planifique sus compras de manera que pueda adquirir productos frescos como bayas o

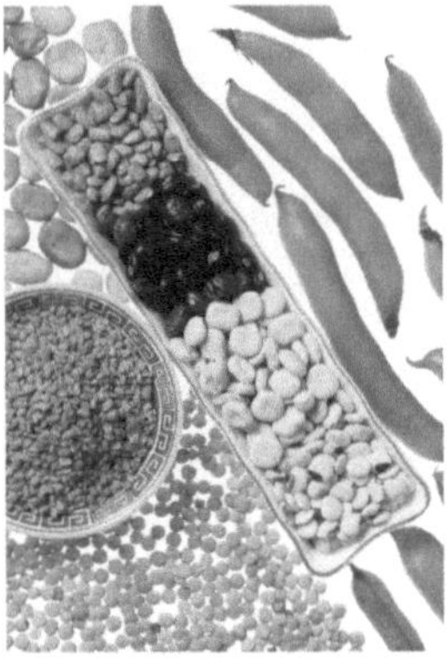

Legumbres [i11]

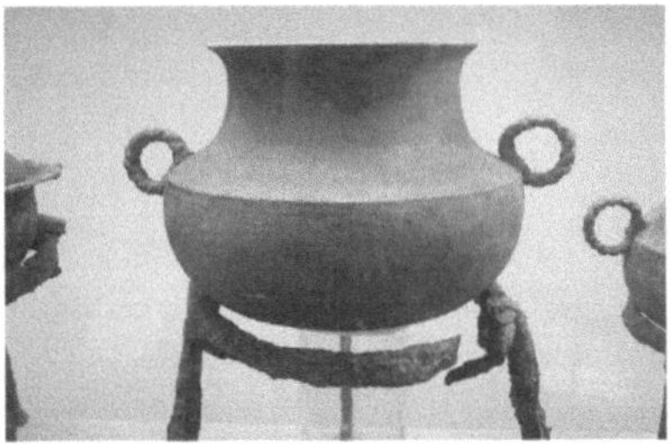

Utensilios de cocina [i12]

verduras de hoja varias veces a la semana para garantizar la frescura óptima. Anote también los utensilios de cocina necesarios que faciliten la preparación, como especias especiales o un aceite de alta calidad para sus ensaladas. Con una lista de la compra bien organizada y estructurada, crea las mejores condiciones para una dieta vegetariana de optimización del metabolismo exitosa y sin estrés. No olvide actualizar la lista de la compra regularmente y adaptarla a sus necesidades individuales. Por ejemplo, si se da cuenta de que necesita más alimentos ricos en proteínas, puede complementarlos de manera específica. Una lista de la compra flexible y dinámica es una herramienta valiosa para optimizar su alimentación y alcanzar sus objetivos. Utilice aplicaciones digitales de listas de compra o cree una plantilla que pueda usar y adaptar repetidamente. Así, no solo ahorrará tiempo, sino que también mantendrá siempre una visión general de los alimentos y utensilios de cocina que necesita. La lista de la compra es, por lo tanto, un paso importante en la fase de preparación de su dieta vegetariana de optimización del metabolismo y contribuye significativamente al éxito. También considere las opciones de almacenamiento de sus alimentos. Por ejemplo, no compre grandes cantidades de frutas delicadas si no tiene suficiente espacio en el refrigerador. Planifique sus compras en consecuencia y prefiera compras más pequeñas y regulares para garantizar la frescura y calidad de sus alimentos.

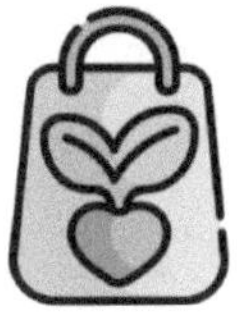

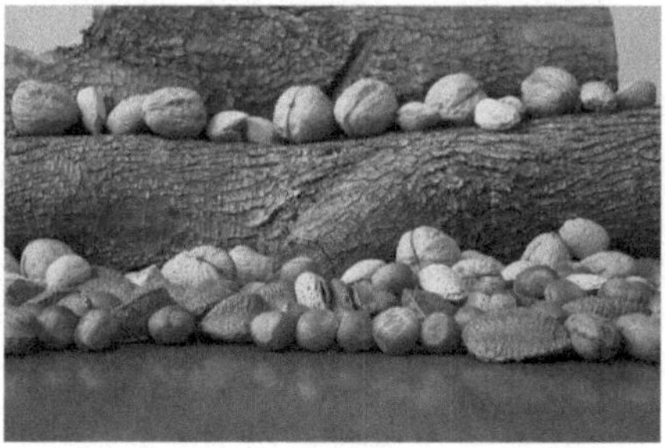

Nueces [i13]

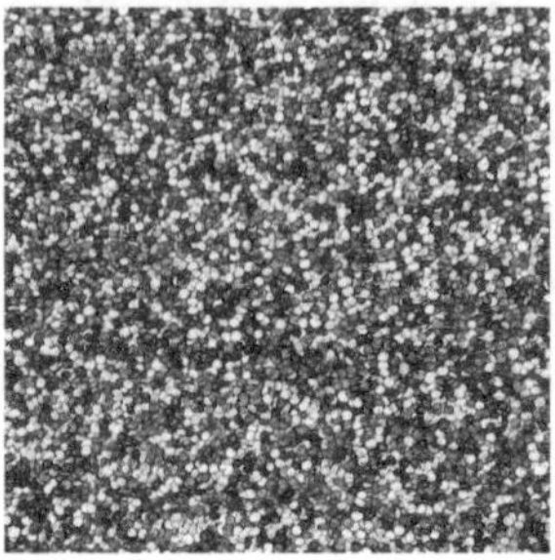

Quinoa [i14]

Bueno saber

Aditivos

Los aditivos son sustancias artificiales o naturales que se añaden a los alimentos para modificar sus propiedades. En la fase de preparación de la dieta vegetariana de optimización del metabolismo, se deben evitar los alimentos con aditivos para preparar el cuerpo de manera óptima para el cambio en la alimentación.

Antojos

Los antojos son un problema común, especialmente al inicio de un cambio en la alimentación. En la fase de preparación de la dieta vegetariana de optimización del metabolismo, los bocadillos saludables como nueces o verduras pueden ayudar a evitar estos antojos y mantener la motivación.

Alimentos no procesados

Los alimentos no procesados son naturales y no contienen aditivos artificiales. En la fase de preparación de la dieta vegetariana de optimización del metabolismo, los alimentos no procesados son la base para una alimentación saludable y apoyan la función natural del metabolismo.

Quinoa

La quinoa es un pseudocereal sin gluten, rico en proteínas vegetales y en los nueve aminoácidos esenciales. Es excelente como base para diversos platos en la fase de preparación de una dieta vegetariana de optimización del metabolismo, ya que sacia durante mucho tiempo y proporciona al cuerpo nutrientes importantes.

Costo de los ingredientes básicos

Comparación de precios de alimentos básicos vegetarianos

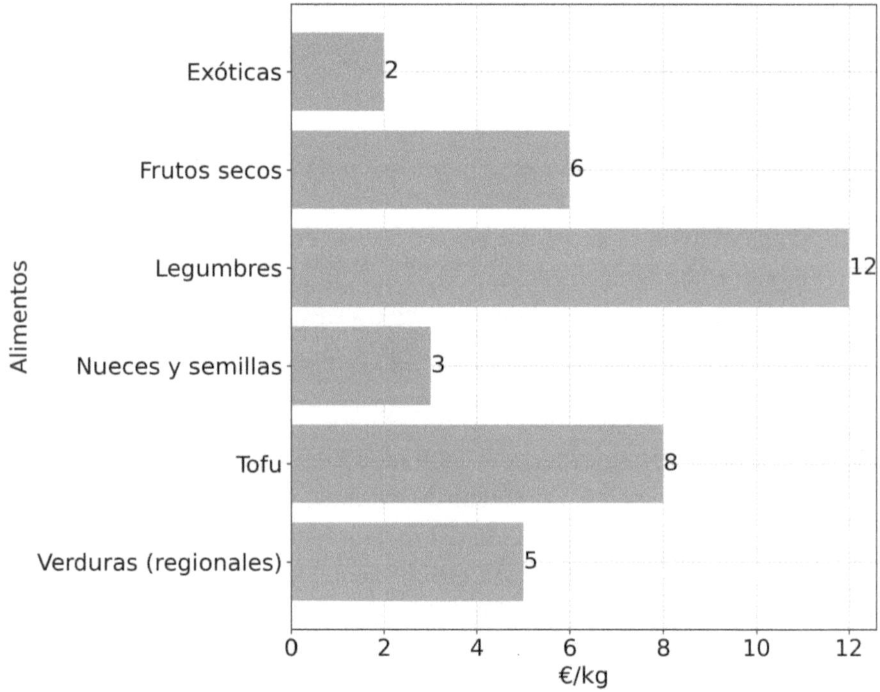

EXO: Exóticas
FRU: Frutos secos
GEM: Verduras (regionales)
HÜL: Legumbres
NÜS: Nueces y semillas
TOF: Tofu

El tofu y las legumbres constituyen la base de proteínas más económica. Las nueces, las semillas y los frutos secos son más caros, pero ofrecen una alta densidad de nutrientes. Las verduras regionales son más baratas en comparación con las exóticas.

Plan semanalung

Una planificación semanal bien pensada es la clave para un exitoso programa de metabolismo vegetariano. Estructura el proceso, minimiza decisiones espontáneas que podrían poner en peligro el éxito de la dieta y simplifica la implementación diaria. Comience idealmente creando un plan semanal para sus comidas. Enumere para cada día el desayuno, el almuerzo y la cena, así como los snacks planificados. Esto proporciona una visión clara de los alimentos necesarios y facilita la organización de sus compras. Una planificación precisa también reduce el desperdicio de alimentos, ya que solo compra lo que realmente necesita. Integre en su plan semanal horarios fijos para la preparación de comidas. Así se asegura de tener suficiente tiempo para cocinar comidas saludables a pesar del estrés diario. Como demuestran los estudios, una planificación detallada con directrices concretas aumenta el cumplimiento de las pautas dietéticas. [s36] Anote los tiempos de cocción planificados como citas en su calendario. Esto ayuda a proteger y priorizar esos momentos. Piense en qué platos desea preparar en qué días, teniendo en cuenta el tiempo necesario y sus preferencias personales. Un plato con un tiempo de preparación más largo, como una lasaña de verduras, es adecuado para el fin de semana, mientras que platos rápidos, como una ensalada con tofu frito, son ideales para los días laborables. También anote en qué días cocinará y porcionará grandes cantidades para anticiparse a los próximos días. Así ahorrará tiempo y garantizará que siempre haya una comida saludable disponible. Complete su planificación semanal con horarios fijos para el ejercicio y la relajación. Las actividades deportivas y los períodos de descanso adecuados apoyan el metabolismo y fomentan el bienestar general durante el programa.

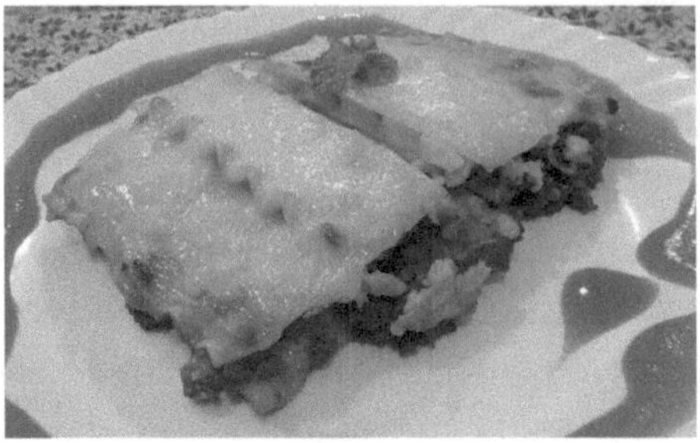

Lasaña de verduras [i15]

Bueno saber

Comidas

Las comidas planificadas dentro del programa de metabolismo vegetariano, que se establecen en la fase de preparación. Consisten en desayuno, almuerzo, cena y snacks con un enfoque en alimentos vegetales.

Dieta

En el contexto del programa de metabolismo, dieta se refiere a un cambio en la alimentación con el objetivo de estimular el metabolismo y apoyar la reducción de peso. Es temporal y se basa en alimentos vegetarianos.

Plan semanal

Un plan detallado para toda la semana que incluye todas las comidas, compras, tiempos de cocción y actividades deportivas. Sirve como guía para la fase de preparación y ayuda a implementar con éxito el programa de metabolismo.

Snacks

Pequeñas comidas saludables entre las comidas principales que mantienen activo el metabolismo y previenen los antojos. En la fase de preparación, se planifican e integran en el plan semanal.

Tiempo Semanal de Preparación de Comidas (Dieta Metabólica Vegetariana)

Asignación de tiempo para la preparación de comidas.

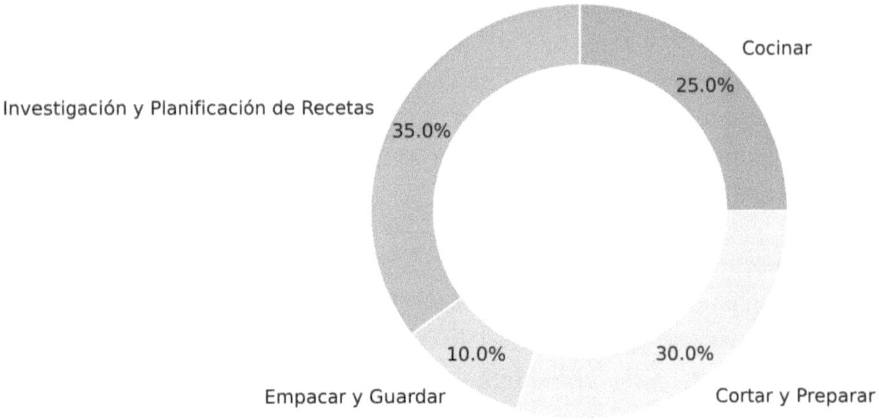

COC: Cocinar

CYP: Cortar y Preparar

EYG: Empacar y Guardar

IYR: Investigación y Planificación de Recetas

La mayor parte del tiempo se dedica a la investigación y planificación de recetas, lo que destaca la importancia de encontrar recetas vegetarianas adecuadas para una dieta metabólica. Picar y preparar los ingredientes lleva una cantidad significativa de tiempo, lo que sugiere que la eficiencia en el manejo del cuchillo y la organización son clave. El tiempo de cocción en sí es relativamente más corto, posiblemente debido a la elección de recetas de cocción rápida optimizadas para la dieta. Empacar y almacenar, aunque es la tarea más corta, sigue siendo esencial para la comodidad de llevar y consumir durante toda la semana.

Consejos concretos

- Consigue recipientes de diferentes colores para las comidas del día.
- Establece un área en tu cocina específicamente para la preparación de tus comidas de la dieta.
- Etiqueta tus recipientes de almacenamiento no solo con el contenido, sino también con la fecha de preparación.
- Crea una tabla con los tiempos de cocción de tus verduras favoritas para facilitar la planificación.
- Cuelga imágenes inspiradoras de platos saludables en tu cocina.
- Prepara todos los ingredientes necesarios para una receta antes de comenzar a cocinar, para acelerar el proceso.
- Invierte en una maceta de hierbas de alta calidad para tener hierbas frescas siempre a mano.
- Crea una lista de reproducción con tu música favorita para disfrutar de la preparación de tus comidas.
- Organiza sesiones de cocina en conjunto con amigos o familiares para motivarse mutuamente.
- Visita un mercado local de agricultores para descubrir ingredientes frescos y regionales para tu dieta.
- Desarrolla tu propio sistema para aprovechar las sobras y evitar el desperdicio de alimentos.
- Recompénsate después de una preparación exitosa con un baño relajante o un buen libro.
- Documenta tus preparativos fotográficamente para visualizar tu progreso y recargar motivación.

2. 2 Rutina diaria

La estructura adecuada de las comidas influye de manera decisiva en el éxito de su dieta vegetariana para la optimización del metabolismo. La frecuencia, los intervalos, la regularidad y el momento de las comidas afectan directamente la absorción de nutrientes, la saciedad y la regulación del peso. Hábitos alimenticios inadecuados pueden llevar a deficiencias nutricionales, antojos y aumento de peso. La optimización de la rutina diaria, incluyendo el tamaño de las porciones y la distribución de calorías, representa un desafío, pero al mismo tiempo ofrece un enorme potencial para la optimización del metabolismo. Un plan bien pensado ayuda a establecer hábitos alimenticios saludables y a proporcionar al cuerpo la energía necesaria de manera óptima. Descubra a continuación cómo puede estructurar su rutina diaria de manera efectiva y llevar a cabo su dieta para la optimización del metabolismo con éxito.

Un horario diario estructurado con comidas regulares en la primera mitad del día, suficiente tiempo entre las comidas y una ventana de alimentación limitada (por ejemplo, 12 horas) optimiza el metabolismo y apoya la regulación del peso en una dieta vegetariana de optimización del metabolismo.

Estructura de las comidas

La estructura de sus comidas influye en su metabolismo y su peso. Aspectos como la frecuencia, los intervalos, la regularidad y el momento de las comidas afectan la absorción de nutrientes y la calidad de la dieta [s37]. Saltarse comidas está asociado con una menor ingesta de nutrientes [s37], por lo que se recomienda una ingesta regular de alimentos. Planifique sus comidas con anticipación para consumir alimentos variados y ricos en nutrientes a lo largo del día [s38]. Tenga en cuenta el tiempo de preparación; muchos platos se preparan rápidamente [s38]. La ingesta calórica es individual y debe ser coordinada con un médico o nutricionista [s38]. La distribución temporal de las calorías juega un papel importante [s39] [s40]. Concentre la ingesta calórica en la primera mitad del día [s39] y tome la última comida unas horas antes de acostarse [s39] [s40]. Comer tarde, especialmente por la noche, aumenta el riesgo de aumento de peso [s40]. Una mayor ingesta de energía por la noche está asociada con un mayor riesgo de sobrepeso, mientras que un almuerzo temprano puede reducir este riesgo [s40]. La eficiencia metabólica varía a lo largo del día, siendo menor por la noche [s40]. También las hormonas del hambre y la saciedad siguen un ritmo diario que es influenciado por las comidas [s40]. La duración total de la ingesta de alimentos no debe exceder las 12 horas [s39]. Por ejemplo, quien desayuna a las 8 de la mañana, debe tomar la última comida a más tardar a las 8 de la noche. La alimentación restringida en el tiempo puede ser una estrategia para la pérdida de peso [s40] y una cena temprana conduce a una mayor pérdida de peso en comparación con una cena tardía [s40]. El número de comidas por día también puede ser relevante. Más de cuatro comidas al día están asociadas con un menor riesgo de obesidad central [s41]. Un desayuno abundante que represente más del 25% de la ingesta diaria de energía puede, por el contrario, aumentar el riesgo de obesidad central [s41]. Un almuerzo temprano, antes de las 2 p.m., con una ingesta de energía moderada (máximo 35% de la energía diaria) tiene un efecto positivo en la prevención de la obesidad central [s41].

Bueno saber

Absorción de nutrientes

En una dieta vegetariana para el metabolismo, la correcta absorción de nutrientes es crucial para el éxito. A través de una rutina diaria estructurada con comidas planificadas, se puede asegurar un suministro óptimo de vitaminas, minerales y oligoelementos.

Momento

El momento adecuado de las comidas juega un papel importante en la dieta vegetariana para el metabolismo. Al distribuir estratégicamente sus comidas a lo largo del día, puede optimizar su metabolismo y apoyar eficazmente sus objetivos de pérdida de peso. Un ritmo equilibrado de ingesta de alimentos y pausas promueve la quema de grasa y el desarrollo muscular.

Obesidad central

La obesidad central, también conocida como adiposidad abdominal, es una forma de obesidad en la que el tejido graso se acumula predominantemente en la cavidad abdominal. En el contexto de una dieta vegetariana para el metabolismo, evitar la obesidad central es un objetivo importante, ya que está asociada con un mayor riesgo de diversas enfermedades metabólicas. A través de una dieta adaptada y una rutina diaria estructurada, se puede reducir el riesgo de obesidad central.

Ejemplo de estructura de comida vegetariana para la optimización metabólica

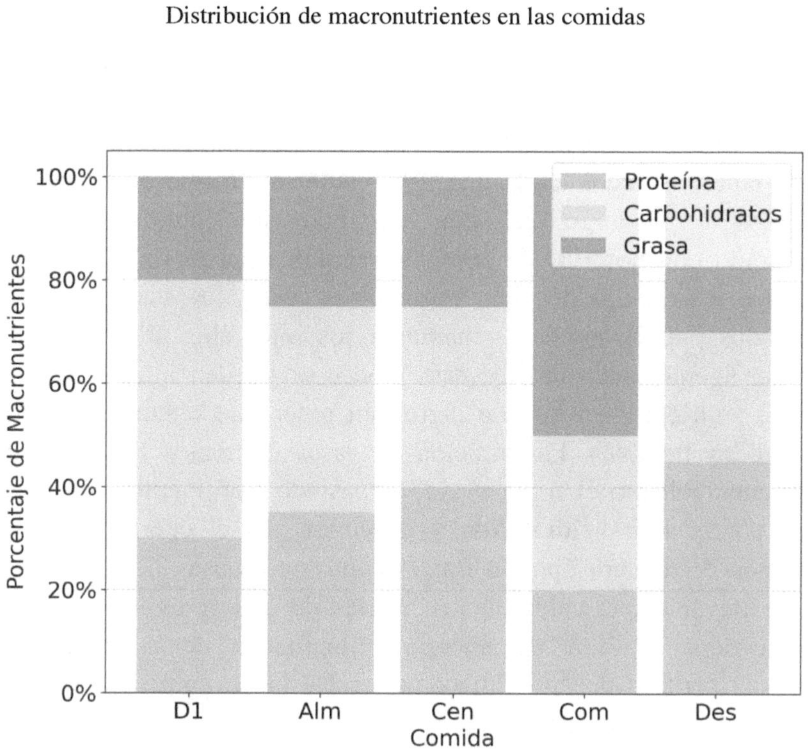

Alm: Almuerzo

Cen: Cena

Com: Comida

D1: Desayuno 1

Des: Desayuno 2

Este gráfico demuestra un enfoque equilibrado para el horario de comidas vegetarianas, enfatizando la ingesta de proteínas en cada comida para apoyar la saciedad y la síntesis de proteínas musculares. La disminución gradual de la ingesta de carbohidratos a lo largo del día puede ayudar a regular los niveles de azúcar en la sangre y mejorar la calidad del sueño. La inclusión constante de grasas saludables asegura una ingesta adecuada de ácidos grasos esenciales y apoya la producción de hormonas.

Intervalos de tiempo

Los intervalos entre las comidas influyen en el metabolismo y el peso corporal, así como la frecuencia y regularidad de la ingesta de alimentos. Estas pausas afectan la utilización de los nutrientes y la calidad de la alimentación. Pausas más largas pueden provocar antojos y afectar el suministro de nutrientes. Por lo tanto, se recomienda una distribución uniforme de la ingesta de alimentos a lo largo del día. Un plan de comidas vegetariano equilibrado con horarios de comidas regulares puede ser diseñado para adaptarse a su estilo de vida. Entre otras cosas, los snacks y comidas preparados pueden ayudar a mantener los intervalos deseados, incluso con una agenda ocupada. De este modo, se pueden integrar alimentos ricos en nutrientes en la vida diaria sin tener que renunciar a horarios de comidas flexibles. La duración de estos intervalos también influye en el metabolismo. Un intervalo demasiado corto entre las comidas puede sobrecargar la digestión y dificultar que el cuerpo absorba los nutrientes de manera óptima. Por el contrario, pausas demasiado largas pueden llevar a una caída en los niveles de azúcar en sangre y, como consecuencia, a falta de energía, dificultades de concentración y antojos. Un ritmo de aproximadamente 3-4 horas entre las comidas ha demostrado ser práctico para muchos, teniendo en cuenta las necesidades individuales y la rutina diaria personal. Por ejemplo, quien comienza su jornada laboral a las 8 de la mañana y la termina a las 6 de la tarde podría desayunar a las 8, almorzar alrededor de las 12 y tomar un refrigerio a las 4. Así, el metabolismo se mantiene activo y el cuerpo recibe energía de manera continua. La duración total de la ingesta diaria de alimentos, el llamado "ventana de alimentación", también afecta el metabolismo. Limitarse a 12 horas, por ejemplo, de 8 a 8, puede tener efectos positivos en la regulación del peso y el metabolismo. Dentro de este marco temporal, las comidas y refrigerios pueden ajustarse de manera flexible para satisfacer las necesidades individuales. Esto no significa que se

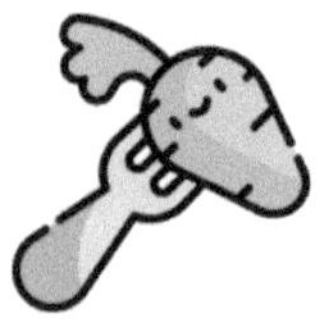

deban seguir horarios de comidas rígidos, sino que la ingesta de alimentos se distribuya conscientemente a lo largo del día y se limite a un período específico. Este enfoque puede ayudar a apoyar el ritmo natural del cuerpo y optimizar la actividad metabólica. Una estructuración de las comidas ofrece un marco que puede ser adaptado individualmente y proporciona orientación para una alimentación saludable y equilibrada.

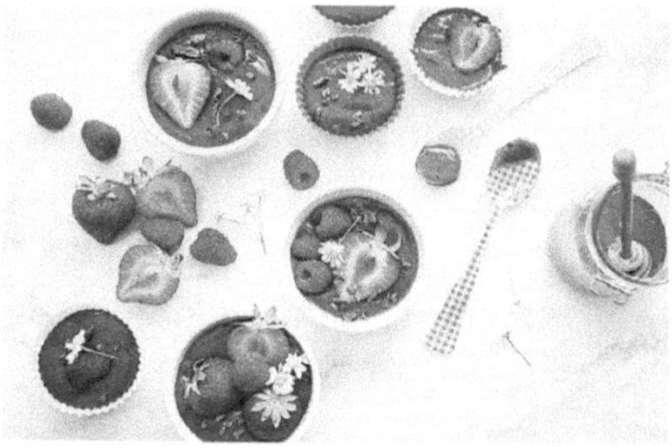

Antojos [i16]

Bueno saber

Intervalos

En la dieta vegetariana para el metabolismo, los intervalos entre las comidas juegan un papel importante para mantener un nivel de azúcar en sangre equilibrado y evitar antojos. Lo ideal son 3-4 horas entre las comidas.

Nutrientes

Una ingesta adecuada de todos los nutrientes importantes es esencial incluso en una dieta vegetariana para el metabolismo. Preste atención a una alimentación variada con muchas verduras, frutas, legumbres, nueces y productos integrales para proporcionar a su cuerpo lo mejor.

Ventana de alimentación

La ventana de alimentación, es decir, el período en el que consume alimentos, puede influir en su metabolismo. Una ventana de alimentación de 12 horas, por ejemplo, de 8 a 8, puede tener efectos positivos en la regulación del peso.

Metabolismo Vegetariano a lo Largo del Día

Ilustra el espaciamiento ideal de las comidas para una dieta vegetariana.

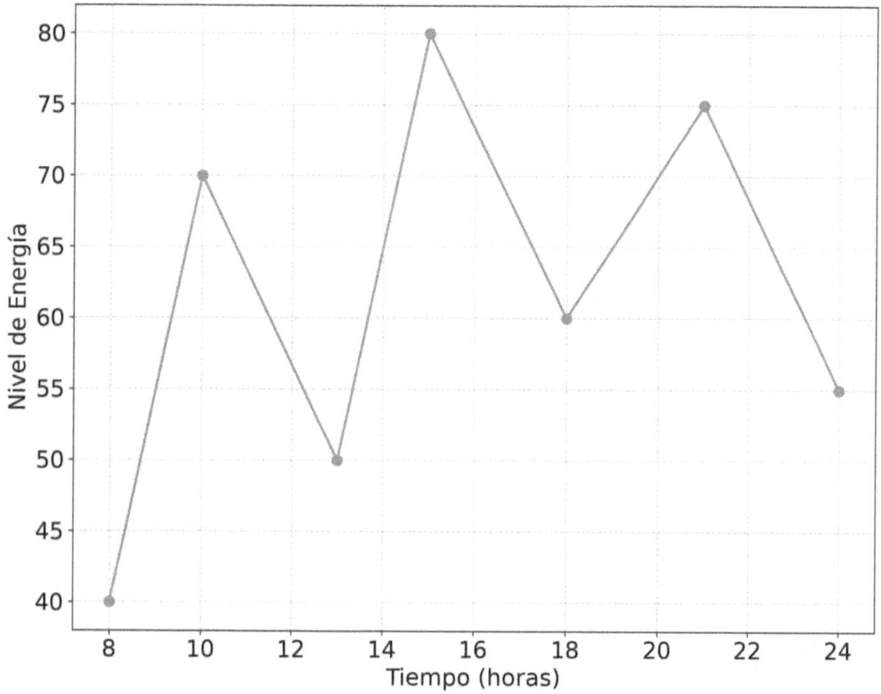

El gráfico muestra un nivel de energía fluctuante a lo largo del día, que alcanza su punto máximo después de las comidas y disminuye gradualmente hasta la siguiente comida. Mantener niveles de energía relativamente constantes comiendo a intervalos regulares previene el hambre extrema, ayuda a controlar las porciones y apoya niveles estables de azúcar en la sangre, todo lo cual contribuye a un metabolismo más saludable.

Tamaño de las porciones

La cantidad de alimentos consumidos por comida, el tamaño de la porción, influye directamente en la ingesta de calorías y, por ende, en el éxito de una dieta de metabolismo. Porciones demasiado grandes, incluso de alimentos saludables, pueden impedir la pérdida de peso o incluso llevar a un aumento de peso. Por el contrario, porciones demasiado pequeñas pueden resultar en una falta de nutrientes esenciales y una sensación constante de hambre, lo que dificulta el cumplimiento a largo plazo de la dieta de metabolismo vegetariana. Por lo tanto, es esencial un control consciente del tamaño de las porciones. Esto no significa necesariamente pesar los alimentos meticulosamente, sino desarrollar una sensación de cantidades adecuadas. Puede ser útil orientarse en las recomendaciones para una dieta vegetariana equilibrada, que, por ejemplo, compara el tamaño de una porción de verduras con el propio puño y el de una porción de carbohidratos con la propia palma de la mano. Una porción de fuentes de proteínas, como el tofu o las legumbres, debería tener aproximadamente el tamaño de una palma. De este modo, se pueden estimar visualmente los tamaños de las porciones y ajustarlos sin gran esfuerzo. Una dieta reducida en calorías puede, según las necesidades y la recomendación médica, oscilar entre 1.000 y 1.500 calorías por día. [s42] Dentro de este marco calórico, las porciones deben diseñarse de manera que resulten saciantes y, al mismo tiempo, cubran las necesidades nutricionales individuales. Por ejemplo, quien ha establecido su necesidad calórica en 1.200 calorías por día podría dividirlas en tres comidas principales de 300 calorías y dos refrigerios de 150 calorías. Es importante prestar atención a una composición nutricional equilibrada dentro de cada porción, es decir, una combinación de carbohidratos, proteínas, grasas saludables, vitaminas y minerales. De este modo, el cuerpo se abastece óptimamente de energía y nutrientes esenciales, y se previenen los heisshungerattacken. Este diseño consciente de los

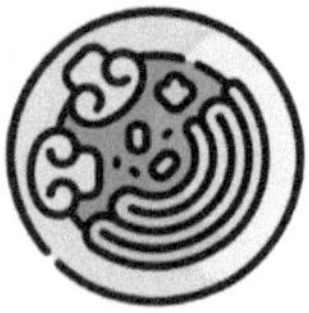

tamaños de las porciones apoya la regulación del peso y contribuye al éxito a largo plazo de la dieta de metabolismo vegetariana.

Bueno saber

Reducida en calorías

Una dieta reducida en calorías es un componente importante de muchas dietas de metabolismo. Su objetivo es disminuir la ingesta calórica para estimular al cuerpo a utilizar reservas de grasa y así promover la pérdida de peso. En el contexto de una dieta de metabolismo vegetariana, esto significa reducir la ingesta calórica a través de alimentos vegetales, sin renunciar a nutrientes esenciales.

Necesidades nutricionales

Las necesidades nutricionales indican qué cantidades de vitaminas, minerales, proteínas, carbohidratos y grasas necesita una persona para mantenerse saludable. En el marco de una dieta de metabolismo vegetariana, las necesidades nutricionales deben ser cubiertas a pesar de la reducción de la ingesta calórica, para abastecer al cuerpo de manera óptima y prevenir deficiencias. Es especialmente importante asegurar una ingesta adecuada de proteínas, hierro, vitamina B12 y ácidos grasos omega-3.

Esencial

Los nutrientes esenciales son vitales, pero no pueden ser producidos por el cuerpo y, por lo tanto, deben ser obtenidos a través de la alimentación. En una dieta de metabolismo vegetariana, la selección de los alimentos adecuados para asegurar una ingesta suficiente de estos nutrientes es especialmente importante para evitar deficiencias.

Dieta metabólica vegetariana - Tamaños de las porciones

Recomendaciones de tamaño de las porciones a lo largo del día en una dieta metabólica vegetariana.

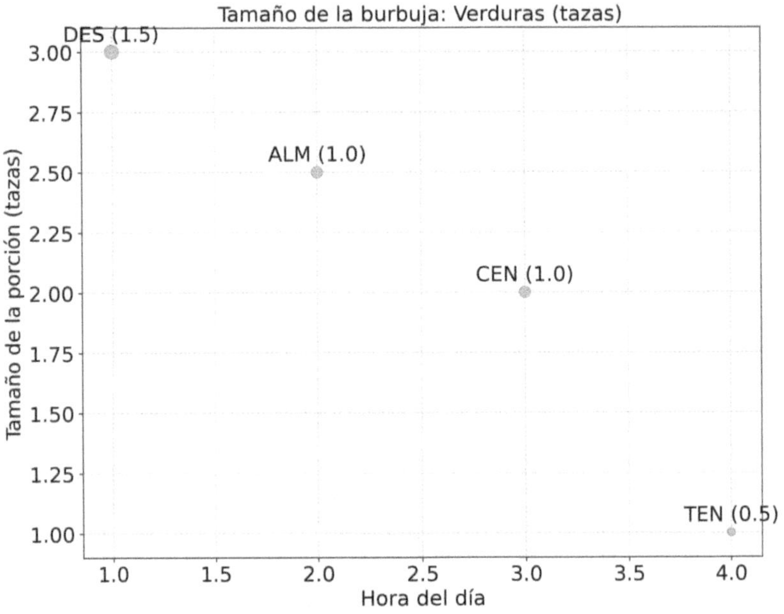

Blasengröße: Verduras (tazas)

ALM: Almuerzo

DES: Desayuno

CEN: Cena

TEN: Tentempié

Se recomiendan porciones más grandes al principio del día, disminuyendo gradualmente hacia la noche. Esto se alinea con los principios metabólicos, optimizando la utilización de energía y potencialmente promoviendo el control del peso al capitalizar la mayor actividad metabólica durante la parte activa del día. El énfasis en las verduras en todas las comidas destaca la importancia de los alimentos ricos en nutrientes y bajos en calorías para la saciedad y una nutrición equilibrada.

Consejos concretos

- Vincule sus comidas con horarios fijos, por ejemplo, siempre después del inicio de la jornada laboral o antes de la caminata nocturna.
- Utilice las pausas entre las comidas de manera consciente para realizar breves rituales de movimiento, como estiramientos o una caminata alrededor de la manzana.
- Cambia tu lugar para comer: desayuna en el balcón, almuerza en el jardín y cena en la mesa de la cocina, para dar un marco especial a las comidas.
- Incorpora pequeños momentos de disfrute en tu rutina diaria que no estén relacionados con la comida, como una taza de té o un buen libro.
- Pon una alarma que te recuerde tu próxima comida, especialmente si tiendes a olvidar las comidas.
- Prepara por la noche pequeñas porciones para el día siguiente y guárdalas en recipientes transportables.
- Bebe un vaso de agua antes de cada comida para ayudar a la sensación de saciedad y regular naturalmente el tamaño de las porciones.
- Come en platos más pequeños para reducir visualmente el tamaño de las porciones y así fomentar la sensación de saciedad.
- Varía tus horarios de comida mínimamente, por ejemplo, en 15 minutos, para mantener al cuerpo flexible y evitar rutinas rígidas.
- Crea rituales para el inicio y el final de las comidas, como un breve ritual de gratitud o el acto consciente de recoger los platos.
- Utiliza el tiempo entre las comidas para investigar nuevas recetas saludables y ampliar tus habilidades culinarias.

2. 3 Concepto de movimiento

El movimiento es esencial para una exitosa cura de metabolismo. No solo influye en la quema de calorías, sino también en la actividad enzimática, la sensibilidad a la insulina y la absorción de nutrientes. Estas complejas interacciones pueden tener tanto efectos positivos como negativos en el metabolismo y la biodisponibilidad de los nutrientes. Una planificación de actividades bien pensada tiene en cuenta las necesidades individuales e integra el movimiento de manera estratégica en la vida cotidiana. Incluye tanto sesiones de entrenamiento estructuradas como el aumento del movimiento diario. Solo así se pueden maximizar los efectos positivos en el metabolismo y promover la salud a largo plazo. Descubra a continuación cómo integrar el movimiento de manera óptima en su cura de metabolismo vegetariana.

La regeneración es tan importante como el movimiento para un metabolismo exitoso y una salud a largo plazo.

Ejercicios estimulantes del metabolismo

Los ejercicios estimulantes del metabolismo no solo influyen en la quema de calorías durante el entrenamiento, sino que también tienen un impacto duradero en el metabolismo. Fomentan la actividad de enzimas involucradas en el metabolismo, lo que conduce a un procesamiento más eficiente de los nutrientes y a un aumento de la quema de grasa, incluso en reposo [s43]. Este efecto, conocido como efecto de postcombustión, describe el aumento del consumo de energía después del entrenamiento. A través del ejercicio regular, el cuerpo se adapta y optimiza sus procesos metabólicos. Esto incluye una mejor insulinempfindlichkeit, que es crucial para la regulación del azúcar en sangre y la absorción de nutrientes en las células. Un corredor que entrena regularmente desarrollará con el tiempo una mejor sensibilidad a la insulina y un metabolismo generalmente más eficiente en comparación con alguien con baja actividad física [s43]. Además de la quema directa de calorías y el aumento de la actividad enzimática, los ejercicios estimulantes del metabolismo también afectan la farmacocinética, es decir, la absorción, distribución, metabolismo y excreción de sustancias en el cuerpo [s43]. La actividad física puede alterar la motilidad gástrica, es decir, el movimiento del estómago y los intestinos, y así influir en la absorción de nutrientes y medicamentos. Al mismo tiempo, la circulación sanguínea en el cuerpo cambia durante el ejercicio. Los músculos reciben más sangre, mientras que la circulación de otros órganos, como el tracto digestivo, puede verse reducida. Estos cambios pueden afectar la bioavailability, es decir, la cantidad de una sustancia que está realmente disponible en el cuerpo. La naturaleza y la intensidad de la actividad física son decisivas en este aspecto. El entrenamiento intenso puede, por ejemplo, llevar a un aumento de la eliminación, es decir, la excreción de sustancias [s43]. Esto puede ser especialmente relevante cuando se toman medicamentos con un estrecho margen terapéutico, ya que la concentración plasmática y, por lo tanto, la eficacia, pueden verse afectadas por la actividad física. A largo plazo, el entrenamiento regular conduce a más adaptaciones en el metabolismo. El número y la actividad de las mitocondrias, las centrales energéticas de las células, aumentan. Esto incrementa la capacidad del cuerpo para producir y utilizar energía. La masa muscular también influye en el metabolismo. El tejido muscular quema más calorías en reposo que el tejido graso, lo que resulta en un metabolismo basal más alto en general. Un aumento del metabolismo basal significa que el cuerpo consume más energía incluso en reposo. La combinación de una mayor actividad enzimática, una mejor sensibilidad a la insulina, un aumento de la actividad mitocondrial y una mayor masa muscular contribuye a que el metabolismo se acelere a largo plazo y funcione de manera más eficiente incluso fuera de las sesiones de entrenamiento. Este efecto positivo en el metabolismo es un factor importante para el control del peso, la salud general y el bienestar.

Bueno saber

Bioavailability

La bioavailability de los nutrientes de fuentes vegetales es un aspecto importante en una dieta metabólica vegetariana. El ejercicio puede mejorar la circulación y, por lo tanto, la absorción de nutrientes.

Efecto de postcombustión

El efecto de postcombustión, también conocido como EPOC (Consumo de Oxígeno Post-ejercicio Excesivo), es especialmente importante en una dieta metabólica vegetariana, ya que aumenta la quema de grasa incluso después del ejercicio, apoyando así la pérdida de peso.

Farmacocinética

La farmacocinética puede ser relevante en una dieta metabólica vegetariana cuando se toman suplementos dietéticos vegetales. El ejercicio puede influir en la absorción y utilización de estas sustancias.

Mitocondrias

El número y la actividad de las mitocondrias, las centrales energéticas de las células, aumentan con el ejercicio. Una mayor actividad mitocondrial mejora la producción de energía a partir de alimentos vegetales y apoya la pérdida de peso en una dieta metabólica vegetariana.

Gasto calórico de ejercicios que estimulan el metabolismo

Calorías quemadas por ejercicio (aprox. para una persona de 68 kg)

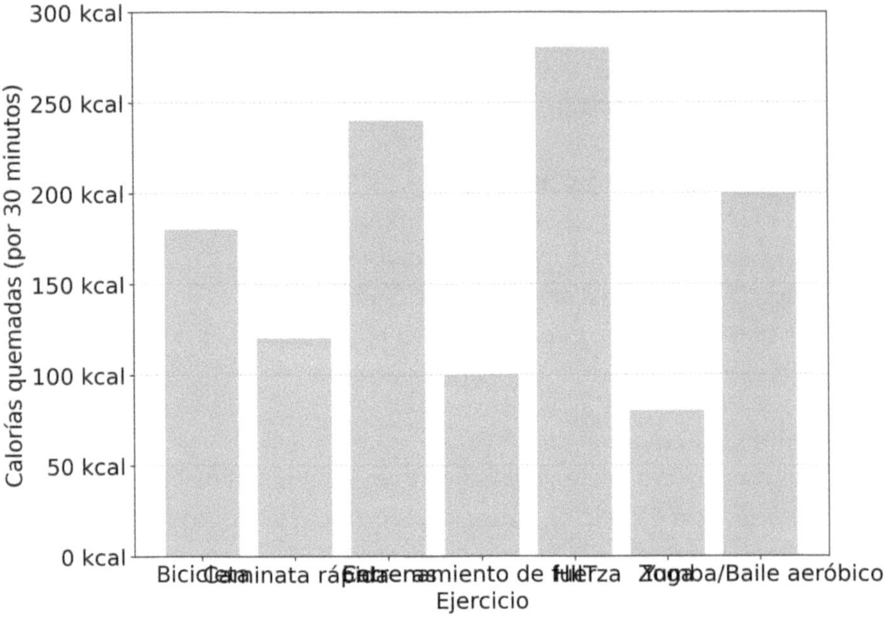

Bic: Bicicleta (19 km/h)

CamR: Caminata rápida

Car: Carreras (9.5 km/h)

Efuer: Entrenamiento de fuerza

HIIT: Entrenamiento por intervalos de alta intensidad

Yga: Yoga

Zum: Zumba/Baile aeróbico

Las actividades de alta intensidad como el HIIT y las carreras queman la mayor cantidad de calorías en un corto período de tiempo. Los ejercicios de intensidad moderada como caminar a paso ligero y andar en bicicleta son sostenibles por períodos más largos y contribuyen significativamente al gasto de calorías. El entrenamiento de fuerza, aunque no quema tantas calorías durante el entrenamiento en sí, ayuda a desarrollar masa muscular, lo que aumenta la tasa metabólica en reposo, lo que lleva a quemar más calorías con el tiempo.

Planificación de la actividad

La planificación de la actividad en el marco de una dieta vegetariana para el metabolismo integra el movimiento de manera estratégica en la vida cotidiana para maximizar los efectos del cambio dietético. Un enfoque estructurado ayuda a implementar de manera duradera las directrices del concepto de movimiento. Es importante incorporar diversas formas de actividad en la rutina diaria, en comparación con las recomendaciones para adolescentes, que sugieren al menos 60 minutos de actividad diaria, divididos en unidades aeróbicas y ejercicios de fortalecimiento muscular y óseo [s44]. Esta recomendación también se puede adaptar a las condiciones individuales de los adultos. La integración del movimiento en las rutinas diarias, ya sea a través de caminatas, jardinería o subir escaleras, aumenta el consumo de energía además de las sesiones de entrenamiento específicas. Este consumo adicional de energía, conocido como NEAT (Termogénesis de Actividad No Ejercicio), puede variar, según estudios, entre 150 y 500 kcal por día [s45]. Pequeños cambios en la rutina diaria se suman a un valor total considerable. Además, las pausas regulares para el movimiento, en contraste con el sedentarismo prolongado, fomentan la actividad metabólica y el bienestar general [s46]. Especialmente en el contexto de una dieta para el metabolismo, que busca optimizar los procesos metabólicos, estas formas de movimiento cotidiano adquieren mayor relevancia. Para una planificación de actividades exitosa, la distribución de las sesiones de movimiento a lo largo de la semana es crucial [s47] [s46]. En lugar de programar pocas sesiones largas de entrenamiento, las sesiones más cortas de 10 a 15 minutos pueden ser efectivas y más fáciles de integrar en la vida cotidiana. Esto facilita la adaptación, especialmente para aquellos que no están entrenados, quienes deben acercarse lentamente al nivel de actividad recomendado [s47]. Tres veces a la semana, 15 minutos de caminata rápida y dos veces a la semana, 20 minutos de entrenamiento de fuerza son suficientes para lograr efectos positivos en el metabolismo y la salud general. Una planificación así considera las recomendaciones de integrar al menos 150 minutos de actividad moderada y dos veces por semana ejercicios de fortalecimiento muscular en el plan semanal [s47] [s46]. El diseño de las sesiones de entrenamiento debe seguir el principio FITTE, que considera los factores de frecuencia, intensidad, tiempo, tipo de actividad y disfrute (en inglés: Enjoyment) [s45]. Este principio permite una adaptación individual del plan de entrenamiento a las necesidades y preferencias personales. La elección de actividades que resulten placenteras aumenta la motivación y promueve la integración a largo plazo del movimiento en la vida cotidiana. Las actividades conjuntas con amigos o familiares ofrecen apoyo social adicional y aumentan el factor diversión [s47] [s44]. Esto incrementa la probabilidad de mantener el programa de movimiento de manera duradera y aprovechar los efectos positivos en el metabolismo a largo plazo. Además, limitar el tiempo frente a pantallas, especialmente en adolescentes, puede crear espacios para más movimiento [s44]. La planificación de actividades dentro de una dieta vegetariana para el metabolismo es, por lo tanto, un proceso multifacético que abarca tanto sesiones de entrenamiento estructuradas como la integración del movimiento en la vida cotidiana. Una planificación bien pensada, que considere las necesidades individuales, preferencias y las recomendaciones de las organizaciones de salud, maximiza el éxito de la dieta para el metabolismo y promueve la salud a largo plazo.

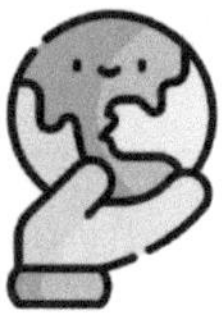

Bueno saber

Entrenamiento de fuerza

El entrenamiento de fuerza promueve el desarrollo muscular. Más masa muscular aumenta el metabolismo basal y conduce a un mayor consumo de calorías, incluso en reposo. Esto es especialmente importante en el marco de una dieta vegetariana para el metabolismo, para estimular el metabolismo y mantener el peso alcanzado a largo plazo.

Principio FITTE

El principio FITTE (Frecuencia, Intensidad, Tiempo, Tipo, Disfrute) ofrece un marco para la planificación individual del entrenamiento. En una dieta vegetariana para el metabolismo, ayuda a adaptar el movimiento a las necesidades personales y al estilo de vida vegetariano, para apoyar óptimamente el metabolismo y mantener alta la motivación.

Unidades aeróbicas

Las unidades aeróbicas, como correr, nadar o andar en bicicleta, mejoran la resistencia y fomentan la quema de grasa. En combinación con la dieta vegetariana de la dieta para el metabolismo, contribuyen a un déficit calórico y apoyan así la pérdida de peso.

Nivel de actividad a lo largo del día (metabolismo vegetariano)

Ilustra los niveles de actividad típicos a lo largo de un día con una dieta vegetariana.

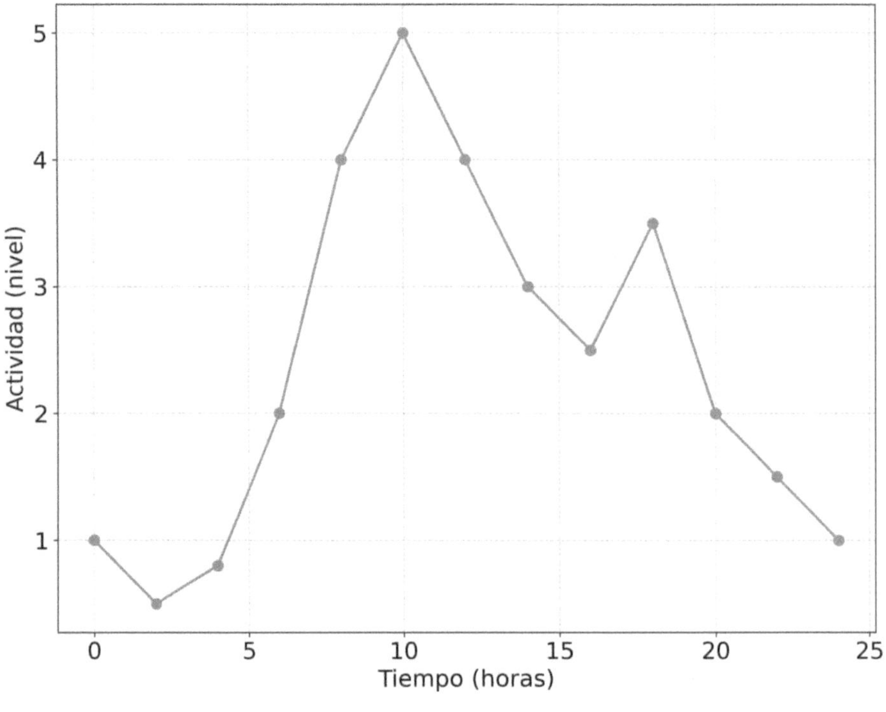

Los niveles de actividad alcanzan su punto máximo a última hora de la mañana y a primera hora de la tarde, con otro pico menor a primera hora de la noche, lo que sugiere períodos de mayor gasto de calorías. Los niveles más bajos durante la noche y al final de la noche reflejan el descanso y la reducción de las demandas metabólicas.

Fases de regeneración

Las fases de regeneración son esenciales para el éxito de una dieta vegetariana de optimización del metabolismo y para la salud física general. Permiten al cuerpo recuperarse de las tensiones del entrenamiento y consolidar las adaptaciones logradas a través del ejercicio. En este proceso intervienen diversos mecanismos, incluyendo la reposición de las reservas de energía, la reparación de microlesiones en los músculos y la adaptación del sistema hormonal. Una regeneración insuficiente puede llevar a un sobreentrenamiento, lesiones y una disminución del éxito en el entrenamiento. Un aspecto importante de la regeneración es la ingesta de nutrientes. Después del entrenamiento, el cuerpo necesita proteínas para la construcción muscular y carbohidratos para reponer las reservas de glucógeno en los músculos y el hígado. En el contexto de una dieta vegetariana de optimización del metabolismo, alimentos como legumbres, quinoa, tofu y nueces ofrecen una combinación ideal de proteínas y carbohidratos. Un batido post-entrenamiento con proteína en polvo vegetal y plátano puede apoyar aún más la regeneración. Además de la alimentación, el sueño juega un papel central en el proceso de regeneración. Durante el sueño, el cuerpo libera hormonas de crecimiento que son importantes para la reparación muscular y el crecimiento celular. Además, se normaliza el equilibrio hormonal y se fortalece el sistema inmunológico. Dormir lo suficiente, idealmente de siete a ocho horas por noche, es, por lo tanto, indispensable para una regeneración óptima. Quienes tienen dificultades para conciliar el sueño pueden recurrir a técnicas de relajación como meditación o entrenamiento autógeno. Las medidas de regeneración pasivas, como masajes, ejercicios de estiramiento y sesiones de sauna, también pueden contribuir a la recuperación. Los masajes relajan los músculos y promueven la circulación, mientras que los ejercicios de estiramiento mejoran la flexibilidad y previenen el dolor muscular. Las sesiones de sauna tienen un efecto relajante y pueden apoyar aún más la regeneración. La regeneración activa, es decir, el movimiento ligero como caminar o andar en bicicleta, fomenta la circulación y la eliminación de productos de desecho del metabolismo en los músculos. La duración óptima de la fase de regeneración depende de varios factores, incluyendo la intensidad y duración del entrenamiento, el estado físico y las necesidades individuales. Como regla general, cuanto más intenso sea el entrenamiento, más larga debe ser la fase de regeneración. Los signos de una regeneración insuficiente incluyen fatiga persistente, dolor muscular, disminución del rendimiento y una mayor susceptibilidad a infecciones. En tales casos, se debe reducir la intensidad del entrenamiento y prolongar la fase de regeneración. Un diario de entrenamiento puede ayudar a identificar las necesidades individuales y ajustar las fases de regeneración en consecuencia. Anote el tipo, duración e intensidad del entrenamiento, así como su percepción subjetiva. De este modo, podrá reconocer patrones y optimizar su entrenamiento. Dentro de una dieta vegetariana de optimización del metabolismo, la fase de regeneración está estrechamente vinculada a la alimentación. La ingesta adecuada de mikronaehrstoffen como vitaminas y minerales es esencial para el funcionamiento óptimo del metabolismo y los procesos de regeneración. Una dieta variada con abundantes frutas, verduras, productos integrales y legumbres asegura el suministro de estos nutrientes importantes. Además, se pueden utilizar suplementos alimenticios de manera específica para compensar posibles deficiencias. Especialmente importantes son, por ejemplo, la vitamina B12, el hierro y el zinc, que pueden ser más difíciles de obtener en una dieta vegetariana. Un control regular de los valores sanguíneos puede ayudar a determinar la necesidad de micronutrientes y ajustar la suplementación en consecuencia. La integración de fases de regeneración en la planificación de actividades es, por lo tanto, un componente importante de una dieta vegetariana de optimización del metabolismo exitosa. A través de una combinación de ingesta adecuada de nutrientes, suficiente sueño, medidas de regeneración pasivas y activas, así como un ajuste individual de la intensidad y duración del

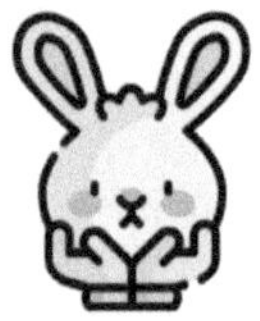

entrenamiento, el cuerpo puede regenerarse de manera óptima y maximizar los efectos positivos del entrenamiento. Un manejo consciente del propio cuerpo y el reconocimiento de las señales de sobrecarga son cruciales para mantenerse saludable y en forma a largo plazo. Compare su enfoque actual de regeneración con el de un atleta de alto rendimiento: aquí también se considera la regeneración como equivalente al entrenamiento y se planifica cuidadosamente. Este enfoque, adaptado a las necesidades individuales, también puede ayudarle a alcanzar sus objetivos y promover su salud.

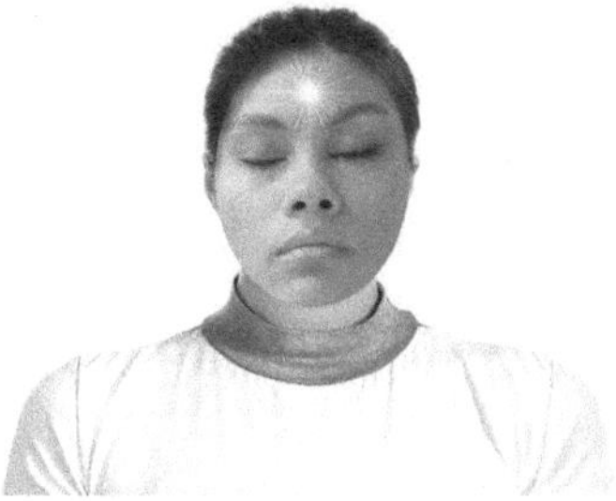

Meditación [i17]

Distribución de la Fase de Regeneración

Distribución del tiempo empleado en diferentes fases de regeneración.

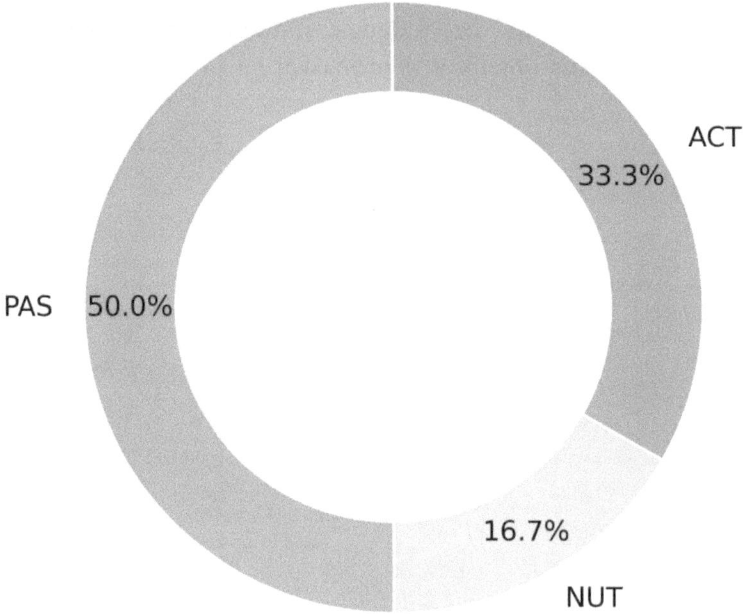

- ACT: Recuperación Activa (Movimiento Ligero)
- NUT: Sincronización de Nutrientes (Nutrición Post-Entrenamiento)
- PAS: Recuperación Pasiva (Sueño)

La visualización destaca la importancia de la recuperación pasiva, lo que sugiere que juega un papel crucial en este programa metabólico vegetariano. La recuperación activa y la sincronización de nutrientes también contribuyen, aunque en menor medida, lo que indica un enfoque equilibrado de la recuperación que incorpora diversas estrategias.

Consejos concretos

- Conecte los caminos cotidianos con breves y intensas sesiones de movimiento. Por ejemplo, suba dos escalones a la vez o camine rápidamente distancias cortas.
- Aproveche la pausa del almuerzo para dar un paseo por el campo y deje su smartphone en la oficina.
- Establezca un ritmo de movimiento fijo, levantándose y moviéndose durante cinco minutos cada 90 minutos.
- Convierta las tareas del hogar en un pequeño entrenamiento: limpiar, aspirar y trabajar en el jardín ofrecen oportunidades de movimiento inesperadas.
- Ponga su despertador cinco minutos antes y comience el día con un breve programa de movilidad o ejercicios de estiramiento.
- Integre el movimiento lúdico en su vida diaria, por ejemplo, jugando a atrapar con sus hijos o bailando.
- Explore su entorno a pie o en bicicleta y descubra nuevos caminos y lugares.
- Quédese con amigos para actividades deportivas en lugar de tomar café, como una caminata o un paseo en bicicleta.
- Utilice el transporte público y camine el resto de la distancia para aumentar su conteo diario de pasos.
- Incorpore pequeños desafíos de movimiento en su vida diaria, como aprender un nuevo ejercicio cada día o subir un número determinado de escalones.
- Lleve un podómetro y establezca metas diarias o semanales de pasos para aumentar su motivación.
- Reflexione regularmente sobre su concepto de movimiento y ajústelo a sus necesidades y progresos.
- Celebre sus éxitos en el movimiento y recompénsese por los objetivos alcanzados para mantener su motivación a largo plazo.

Revisión - 2. Implementación práctica

La implementación práctica de una dieta vegetariana para optimizar el metabolismo requiere una preparación bien pensada y una adaptación continua a sus necesidades individuales. Un aspecto central es la organización de su cocina y la adquisición de los utensilios necesarios. Piense en qué aparatos realmente necesita para preparar sus comidas de manera eficiente y con placer. Un batidor potente, por ejemplo, es útil para batidos y sopas, mientras que diferentes tablas de cortar facilitan la preparación y evitan la transferencia de sabores. Los recipientes de almacenamiento de alta calidad son esenciales para conservar las comidas preparadas y permiten una planificación de comidas que ahorra tiempo. Al adquirir, preste atención a la calidad y durabilidad para beneficiarse a largo plazo de su inversión. Comience con poco y complemente su equipamiento de cocina según sea necesario. Así evitará gastos innecesarios y descubrirá qué utensilios le ofrecen el mayor valor personal.

Igualmente importante es una planificación estratégica de sus compras. Elabore una lista de compras detallada basada en sus comidas planificadas. Categorice los alimentos para facilitar la compra y evitar compras duplicadas innecesarias. Prefiera productos de temporada y locales, que a menudo son más frescos y nutritivos. Preste atención a la calidad de los alimentos y lea cuidadosamente las listas de ingredientes para identificar azúcares ocultos y aditivos no deseados. Integre snacks saludables en su lista de compras para prevenir antojos. La planificación de sus compras puede ayudarle a implementar su cambio de dieta de manera estructurada y exitosa. También considere las opciones de almacenamiento en su cocina y ajuste sus cantidades de compra en consecuencia. Compras más pequeñas y regulares pueden garantizar la frescura de sus alimentos y reducir el desperdicio.

La estructuración de sus comidas y la planificación de sus actividades deportivas son otros componentes importantes para una implementación exitosa. Un plan semanal con comidas y horarios de entrenamiento establecidos puede ayudarle a seguir sus objetivos de manera constante y a superar fluctuaciones de motivación. Tenga en cuenta sus necesidades individuales y su rutina diaria al planificar. Experimente con diferentes recetas y descubra qué platos le gustan y se integran bien en su vida cotidiana. Asegúrese de tener un aporte equilibrado de nutrientes y distribuya su ingesta calórica estratégicamente a lo largo del día. Integre tanto entrenamiento de resistencia como de fuerza en su plan semanal y planifique suficientes fases de recuperación. Sea flexible y ajuste su plan según sea necesario.

La implementación de una dieta vegetariana para optimizar el metabolismo requiere compromiso y disciplina. Habrá desafíos, momentos en los que la motivación disminuya o la vida cotidiana interfiera. Vea estos desafíos como una oportunidad para optimizar sus estrategias y fortalecer su fuerza de voluntad. Concéntrese en sus progresos y celebre sus éxitos, sin importar cuán pequeños puedan parecer. Con una planificación cuidadosa, una actitud positiva y la disposición a adaptarse a sus necesidades individuales, puede implementar con éxito la dieta vegetariana para optimizar el metabolismo y alcanzar sus objetivos de salud. Usted tiene la clave de su éxito en sus manos: ¡úsela!

3. Plan de nutrición

¿Cómo podemos apoyar nuestro metabolismo de manera óptima sin depender de productos de origen animal? La correcta composición de las comidas juega un papel decisivo, desde la primera taza de té por la mañana hasta el último bocado por la noche. Un plan de alimentación bien pensado forma la base del éxito de la cura metabólica vegetariana y hace que la renuncia a las proteínas animales sea pan comido. Las siguientes páginas le mostrarán cómo optimizar su alimentación diaria paso a paso y lograr resultados máximos.

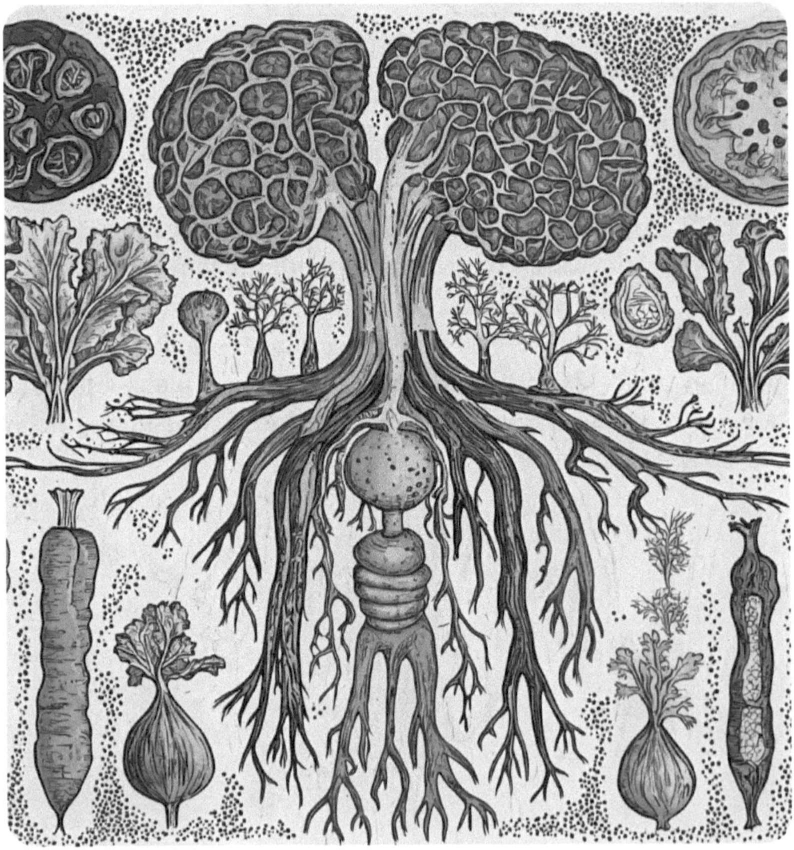

3. 1 Comidas principales

Las comidas principales forman la base de una exitosa cura metabólica vegetariana sin HCG. La elección y combinación adecuadas de los alimentos en cada momento del día influyen en el metabolismo, la sensación de saciedad y el suministro de energía. Es fundamental enfrentar desafíos específicos, como la distribución óptima de calorías, el aporte de nutrientes y la prevención de antojos. El desayuno, el almuerzo y la cena ofrecen diferentes oportunidades para estimular el metabolismo y, al mismo tiempo, proporcionar al cuerpo todos los nutrientes necesarios. La correcta composición de las comidas no solo determina el éxito de la cura, sino también el bienestar general. Descubra ahora cómo optimizar sus comidas principales y así llevar a cabo su cura metabólica de manera efectiva y placentera.

Un desayuno rico en calorías, un almuerzo completo y una cena ligera: esta combinación optimiza la distribución de calorías a lo largo del día y apoya el metabolismo en el marco de una cura metabólica vegetariana.

Variaciones de desayuno

Un desayuno variado en el marco de una dieta vegetariana para optimizar el metabolismo sin HCG ofrece muchas posibilidades para comenzar el día con energía y salud, sin renunciar al placer. El enfoque está en alimentos naturales y no procesados que estimulan el metabolismo y sacian de manera duradera. La correcta distribución de calorías a lo largo del día es crucial para el éxito de la dieta. Un desayuno más calórico en comparación con las otras comidas puede, en combinación con el ayuno nocturno, ayudar a prevenir el sobrepeso [s48]. Por el contrario, omitir el desayuno aumenta el riesgo de aumento de peso [s48]. Para apoyar óptimamente el metabolismo, el desayuno debe incluir una combinación de carbohidratos complejos, proteínas vegetales y grasas saludables. Los carbohidratos complejos, como los que se encuentran en el pan integral, la avena o el arroz integral, proporcionan energía duradera y previenen los antojos. Las proteínas vegetales, por ejemplo, de legumbres, tofu, nueces o semillas, contribuyen a la construcción y mantenimiento muscular y también fomentan la saciedad. Las grasas saludables, como las que provienen del aguacate, nueces, semillas de lino o aceite de oliva, son importantes para la producción hormonal y la absorción de vitaminas liposolubles. Las variaciones en el desayuno se pueden lograr mediante la combinación de diferentes grupos de alimentos y métodos de preparación. Preparar un porridge con avena, bayas, nueces y semillas de lino por la mañana ofrece una comida completa y saciante que al mismo tiempo estimula el metabolismo. Alternativamente, un pan integral con aguacate, tomates y brotes puede ser una opción deliciosa y rica en nutrientes. Los batidos de frutas, verduras, nueces y semillas también ofrecen una forma rápida y sencilla de disfrutar de un desayuno saludable y variado. Al cambiar los ingredientes y utilizar productos de temporada, el desayuno se puede reinventar continuamente y adaptarse a las necesidades individuales. La distribución de las calorías a lo largo del día juega, como se mencionó anteriormente, un papel decisivo en la dieta para el metabolismo [s48]. Al consumir la mayor parte de las calorías por la mañana, se aprovecha óptimamente la energía natural del cuerpo y se evitan los antojos a lo largo del día. El ayuno nocturno, es decir, un descanso de al menos 12 horas entre la cena y el desayuno, también apoya los procesos metabólicos y puede regular la ingesta de calorías [s48]. Esta combinación de un desayuno más calórico y el ayuno nocturno puede tener un efecto positivo en el peso. Para implementar óptimamente la dieta vegetariana para el metabolismo, es recomendable probar diferentes variantes de desayuno y encontrar la que mejor se adapte a las preferencias y necesidades individuales. Un desayuno variado no solo asegura una ingesta adecuada de nutrientes y un metabolismo activo, sino que también ayuda a mantener la motivación y el placer en el cambio de dieta a largo plazo. Una alimentación equilibrada, combinada con suficiente ejercicio y un sueño adecuado, forma la base para un estilo de vida saludable y puede aumentar el bienestar. Por ejemplo, quien desayuna un muesli con yogur de soja, frutas y nueces y evita los carbohidratos por la noche, puede aplicar prácticamente los principios de la dieta para el metabolismo.

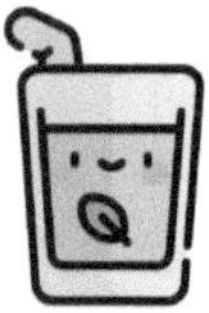

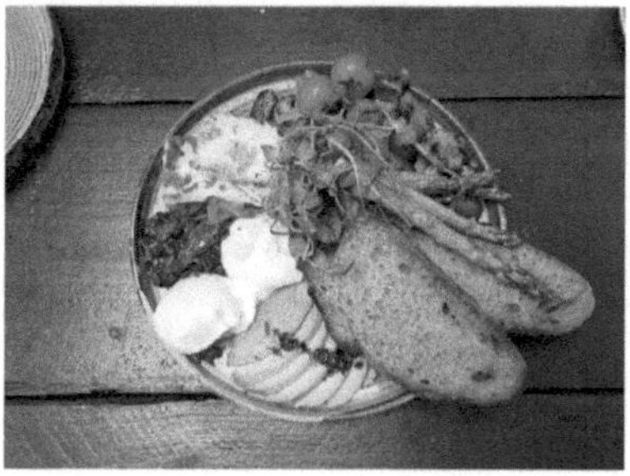

Aguacate [i18]

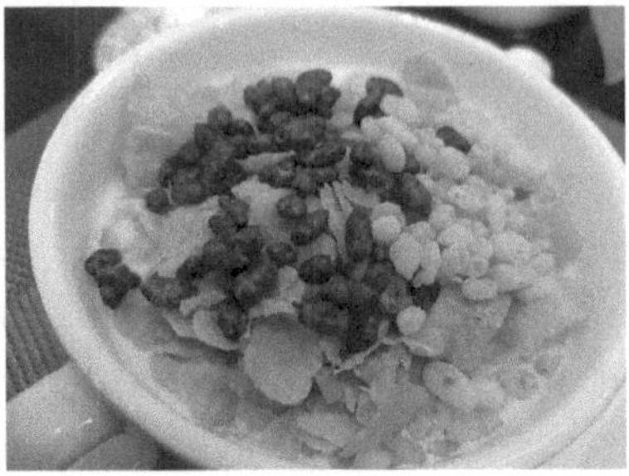

Copos de avena [i19]

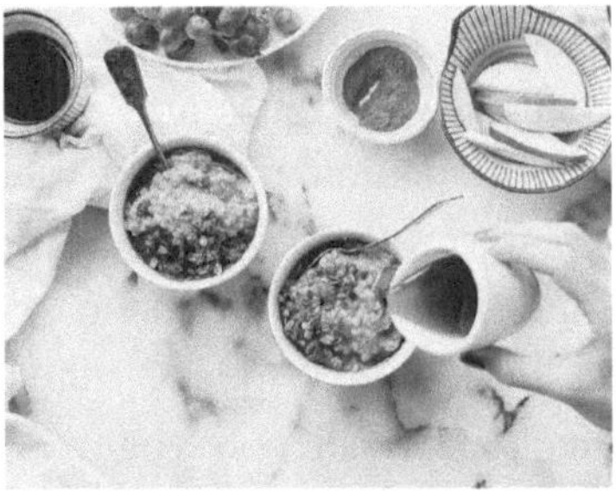

Gachas de avena [i20]

Bueno saber

Carbohidratos complejos

Carbohidratos que se descomponen más lentamente en el cuerpo y, por lo tanto, proporcionan un suministro de energía duradero. Son importantes para una sensación de saciedad prolongada y previenen los antojos. Buenas fuentes son los productos integrales, las legumbres y las verduras.

Distribución de calorías

En una dieta vegetariana para el metabolismo, la distribución de calorías a lo largo del día juega un papel importante. Un desayuno más calórico puede, especialmente en combinación con el ayuno intermitente, estimular el metabolismo y prevenir los antojos.

Ayuno nocturno

Un descanso de al menos 12 horas entre la cena y el desayuno. Puede apoyar el metabolismo y fomentar la quema de grasa.

Grasas saludables

Grasas que son importantes para la producción hormonal y la absorción de vitaminas. Buenas fuentes vegetales son el aguacate, las nueces, las semillas de lino y el aceite de oliva.

Proteínas vegetales

Proteínas de fuentes vegetales como legumbres, tofu, nueces y semillas. Son esenciales para la construcción y mantenimiento muscular y también contribuyen a la saciedad.

Proporción de macronutrientes para un desayuno de dieta metabólica vegetariana

Distribución ideal de macronutrientes para un desayuno metabólico vegetariano.

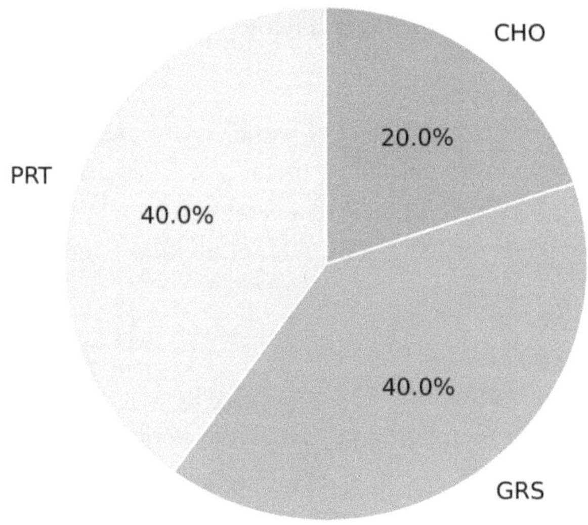

- CHO: Carbohidratos (p. ej., bayas, verduras de bajo índice glucémico)
- GRS: Grasas saludables (p. ej., aguacate, nueces, semillas)
- PRT: Proteínas (p. ej., revuelto de tofu, yogur griego)

Este gráfico enfatiza la importancia de las proteínas y las grasas saludables en un desayuno metabólico vegetariano, mientras que minimiza los carbohidratos para apoyar la optimización metabólica. El mayor contenido de proteínas ayuda a mantener la saciedad y preservar la masa muscular, mientras que las grasas saludables proporcionan energía sostenida. El menor contenido de carbohidratos ayuda a regular los niveles de azúcar en la sangre y apoya la quema de grasa.

Platos para el almuerzo

Los platos para el almuerzo juegan un papel importante en la dieta vegetariana de optimización del metabolismo sin HCG, proporcionando energía y nutrientes a lo largo del día. Para estimular el metabolismo y alcanzar una sensación de saciedad duradera, se recomienda una combinación de alimentos vegetales ricos en nutrientes. Una comida completa que proporcione suficiente energía al cuerpo puede reducir la ingesta espontánea de calorías adicionales y aumentar la sensación de saciedad [s49]. De este modo, se pueden prevenir los antojos por la tarde. Un menú que incluya legumbres, productos integrales y verduras aporta proteínas valiosas, carbohidratos complejos y fibra. Esta combinación asegura una liberación de energía lenta y uniforme y promueve la digestión. Las verduras proporcionan vitaminas, minerales y sekundaere_pflanzenstoffe, que son esenciales para un metabolismo funcional. Un ejemplo de un almuerzo de este tipo sería una ensalada de pasta integral con garbanzos, verduras a la parrilla como pimientos y calabacines, aderezada con un aliño de aceite de oliva y hierbas frescas. A través de la combinación inteligente de alimentos, no solo se puede optimizar el metabolismo, sino también reducir la carga ambiental, como al utilizar legumbres y evitar la carne roja [s50]. Quien coma en la cantina al mediodía debe examinar críticamente los platos ofrecidos y, si es necesario, complementarlos con ensaladas o porciones adicionales de verduras [s51].

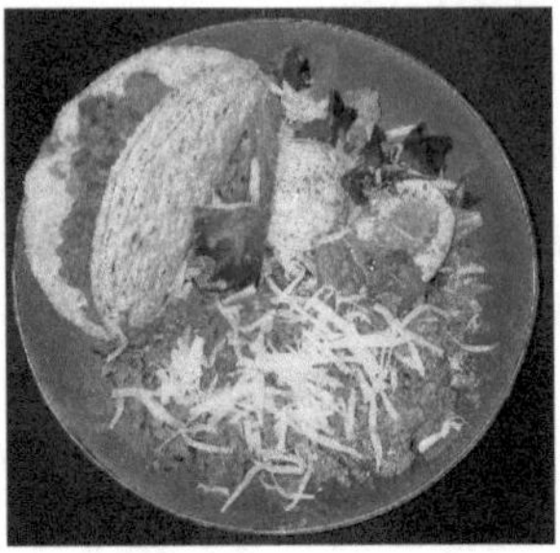

Verduras [i21]

Bueno saber

Productos integrales

Los productos integrales proporcionan carbohidratos complejos que aseguran un suministro de energía duradero y mantienen estable el nivel de azúcar en sangre, lo cual es importante para una dieta de optimización del metabolismo exitosa.

Sensación de saciedad

Una sensación de saciedad adecuada en las comidas principales ayuda a evitar antojos y refrigerios incontrolados durante la dieta de optimización del metabolismo.

Cenas

La cena dentro de la dieta vegetariana de optimización del metabolismo sin HCG debe ser ligera y, sin embargo, saciante, para no sobrecargar el metabolismo nocturno y promover la regeneración del cuerpo. La composición de la cena influye en la naehrstoffaufnahme y, por lo tanto, puede afectar la calidad nutricional general [s52]. El enfoque también está en alimentos naturales y no procesados con un alto contenido de proteínas vegetales y fibra, pero con un contenido reducido de carbohidratos en comparación con el desayuno. Alimentos ricos en fibra como verduras (entre ellas brócoli, espinacas, coliflor) y legumbres (lentejas, garbanzos) sacian de manera sostenible y apoyan la digestión. Las proteínas vegetales, como las del tofu, tempeh o quinoa, contribuyen a la conservación muscular y también fomentan la saciedad. Las grasas saludables en moderación, por ejemplo, del aguacate o nueces, completan la comida y proporcionan ácidos grasos importantes. Una posible cena podría consistir en una gran ensalada con tofu a la plancha, varias verduras y un aderezo de aceite de oliva y jugo de limón. El momento de la cena también es relevante [s52]. Una cena temprana, idealmente al menos tres horas antes de acostarse, permite al

cuerpo tener suficiente tiempo para la digestión y puede influir positivamente en la calidad del sueño. Quien, por ejemplo, comienza el día con un abundante muesli y disfruta de un plato completo con legumbres y productos integrales al mediodía, puede optar por una comida más ligera por la noche para optimizar la distribución de calorías a lo largo del día y apoyar el metabolismo. Es importante tener en cuenta que la cena contribuye significativamente a la ingesta total de nutrientes [s52], por lo que debe asegurarse un suministro adecuado de essentiellen_naehrstoffen. Por lo tanto, la cena no solo es la última comida del día, sino un componente importante para el éxito de la dieta vegetariana de optimización del metabolismo y el bienestar general.

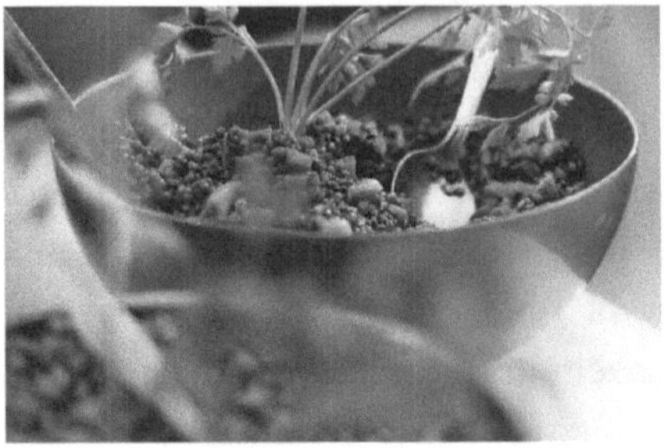

Lentejas [i22]

Bueno saber

Regeneración

Una cena ligera promueve la regeneración nocturna del cuerpo al aliviar el tracto digestivo y permitir que el cuerpo se concentre en procesos de recuperación y reparación.

Composición de la cena vegetariana

Distribución de macronutrientes para una cena vegetariana.

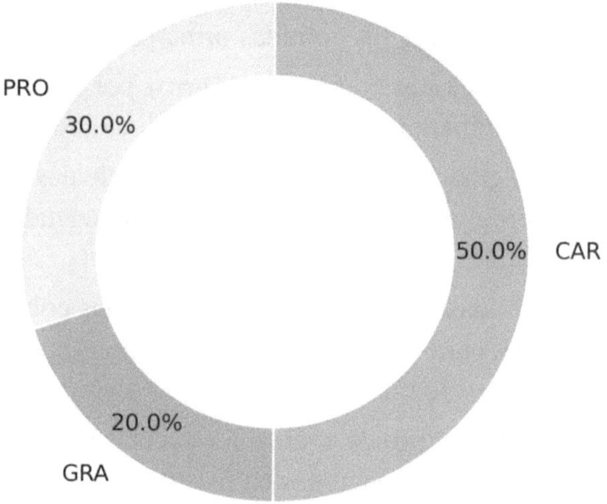

- CAR: Carbohidratos
- GRA: Grasas
- PRO: Proteínas

Este gráfico destaca la importancia de equilibrar los macronutrientes en una cena vegetariana. Una porción significativa proviene de carbohidratos, principalmente de granos integrales y verduras, que proporcionan energía sostenida. Las fuentes de proteínas como las legumbres, el tofu o los lácteos contribuyen a la saciedad y la reparación muscular. Las grasas saludables, esenciales para diversas funciones corporales, están representadas por una porción más pequeña y se pueden obtener de fuentes como nueces, semillas y aguacates. Este equilibrio asegura una comida nutritiva y satisfactoria.

Consejos concretos

- Planifica tus comidas principales de manera que disfrutes la porción más grande al mediodía.
- Prepara una mayor cantidad de legumbres durante el fin de semana y utilízalas como base para diferentes almuerzos y cenas.
- Experimenta con verduras de temporada y crea sopas, guisos o platos al horno variados para tus comidas principales.
- Sustituye guarniciones como pasta o arroz por verduras salteadas o al vapor para aumentar la densidad nutricional de tus comidas.
- Utiliza platos grandes para tus comidas principales y llénalos a la mitad con verduras, un cuarto con proteínas vegetales y un cuarto con carbohidratos complejos.
- Come tus comidas principales sin distracciones como la televisión o el smartphone, para comer de manera más consciente y percibir mejor las señales de saciedad.
- Compra un nuevo libro de cocina con recetas vegetarianas y déjate inspirar para nuevas creaciones en tus comidas principales.
- Invita a amigos o familiares a cocinar y comer juntos, y comparte ideas sobre alimentación saludable.
- Asiste a un curso de cocina vegetariana y amplía tu repertorio de platos saludables y sabrosos.
- Crea tu propio ritual para las comidas principales, por ejemplo, poniendo la mesa de manera especial o encendiendo una vela.
- Haz una breve caminata después del almuerzo para favorecer la digestión y recargar energías.
- Reflexiona después de cada comida principal sobre cuán satisfecho y contento te sientes, y ajusta las porciones y la composición de tus próximas comidas en consecuencia.

3. 2 Comidas intermedias

Los tentempiés juegan un papel crucial en el éxito de una dieta vegetariana para la optimización del metabolismo. Ayudan a mantener los niveles de azúcar en sangre constantes, evitan los antojos y aseguran un suministro adecuado de energía. Al mismo tiempo, la selección adecuada de snacks, especialmente para los vegetarianos, representa un desafío para satisfacer las necesidades de proteínas y micronutrientes. La composición óptima de los tentempiés, la evitación de snacks pobres en nutrientes y su integración en el requerimiento calórico diario son aspectos centrales que se abordarán en este capítulo. También se considerará el papel de las comidas tardías y su influencia en el metabolismo. Descubra cómo los tentempiés adecuados pueden apoyar su éxito en la dieta vegetariana para la optimización del metabolismo.

La composición adecuada de los tentempiés es crucial: combinaciones ricas en nutrientes y saciantes de carbohidratos complejos, proteínas vegetales y fibra ayudan a evitar los antojos, mantener el nivel de azúcar en sangre constante y gestionar el peso.

Tentempiés de media mañana

Los tentempiés de media mañana ayudan a mantener constante el nivel de azúcar en sangre y a prevenir los heisshungerattacken. De este modo, se mantiene la concentración y se evita comer en exceso durante el almuerzo [s53]. Un tentempié equilibrado proporciona nutrientes importantes y energía para el resto de la mañana. Especialmente para los vegetarianos, la selección adecuada es crucial para satisfacer la necesidad de proteínas y mikronaehrstoffen. La fruta y el yogur ofrecen una combinación ideal: la fruta aporta vitaminas, minerales y fibra, mientras que el yogur contribuye con proteínas vegetales y calcio [s54]. Además, el alto contenido de agua y fibra de la fruta proporciona una sensación de saettigungsgefuehl duradera, lo que ayuda a controlar la ingesta calórica y a gestionar el peso [s54]. Un vaso (150g) de yogur natural con un puñado de bayas (100g) y un poco de nueces picadas (15g) proporciona nutrientes valiosos y mantiene saciado hasta el almuerzo. Al elegir el yogur, preste atención a un bajo contenido de azúcar y evite las frutas azucaradas. El tamaño de la porción del tentempié debe ser moderado para no exceder el 5-10% de la ingesta calórica diaria recomendada [s53]. Así, un tentempié de media mañana puede integrarse de manera efectiva en el plan de alimentación de la dieta de metabolismo vegetariano.

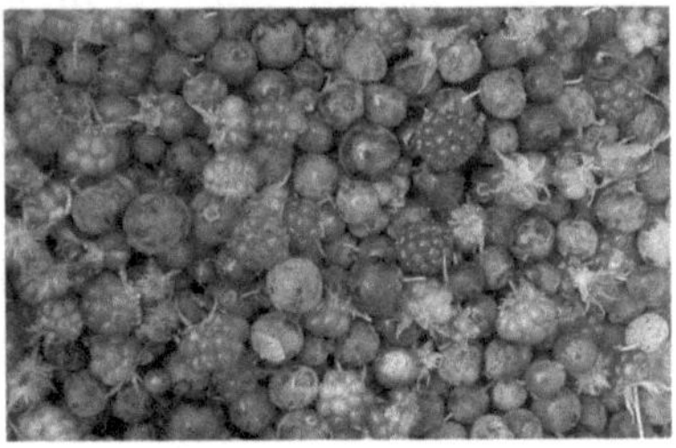

Bayas [i23]

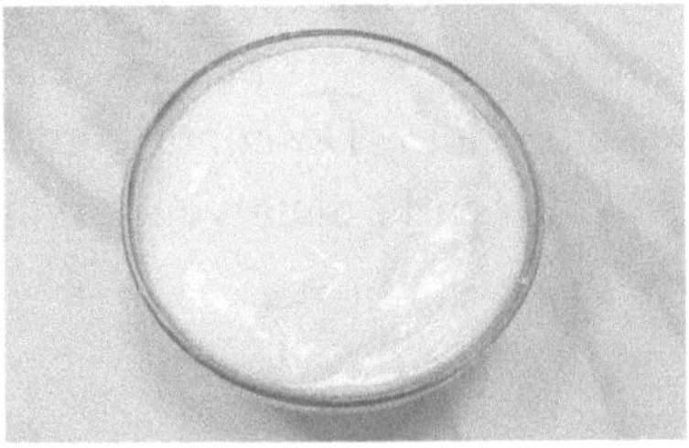

Yogur natural [i24]

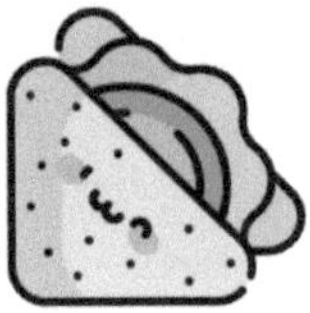

Bueno saber

Ingesta calórica

La ingesta calórica describe la cantidad de energía que una persona obtiene a través de la alimentación. En una dieta de metabolismo, el control de la ingesta calórica juega un papel importante en la reducción de peso. Con los refrigerios vegetarianos adecuados, se puede controlar eficazmente la ingesta calórica.

Nivel de azúcar en sangre

El nivel de azúcar en sangre indica la concentración de glucosa en la sangre. Un nivel de azúcar en sangre estable es importante para el suministro de energía del cuerpo y el bienestar general. En una dieta de metabolismo vegetariano, los refrigerios ayudan a mantener constante el nivel de azúcar en sangre y así evitar los antojos.

Refrigerios de media mañana - Comparación de calorías (dieta metabólica vegetariana)

Contenido calórico de varios refrigerios vegetarianos a media mañana adecuados para una dieta metabólica.

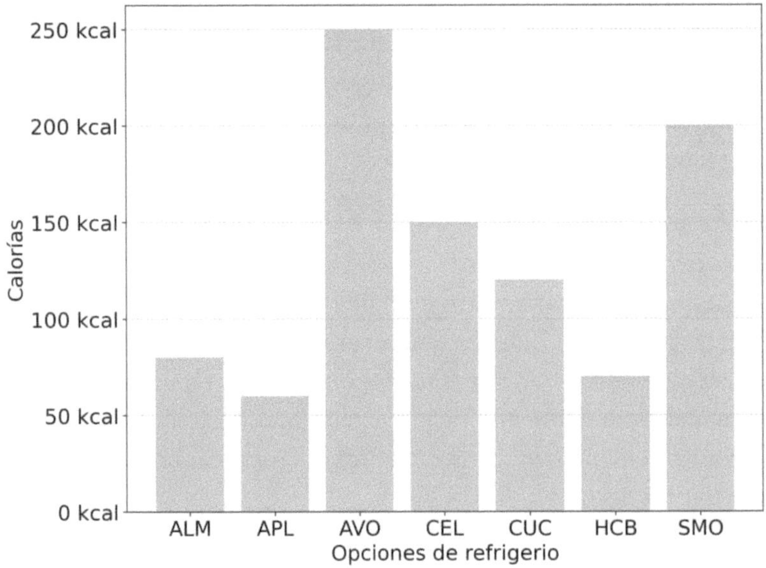

ALM: Almendras (1/4 taza)

APL: Manzana (pequeña)

AVO: Tostada de aguacate (1 rebanada)

CEL: Apio con mantequilla de almendras (2 tallos)

CUC: Pepino y hummus (1/2 taza)

HCB: Huevo duro

SMO: Batido de proteínas (pequeño)

Este gráfico destaca las diferencias calóricas entre varias opciones de refrigerios vegetarianos a media mañana. Las opciones bajas en calorías como un puñado de almendras o una manzana pequeña son ideales para mantener un déficit de calorías al tiempo que proporcionan energía y saciedad. Los refrigerios con mayor contenido calórico, como las tostadas de aguacate o un batido de proteínas, se pueden incorporar estratégicamente, especialmente después de una actividad más extenuante, pero el control de las porciones es crucial dentro del marco de una dieta metabólica.

Tentempiés de la tarde

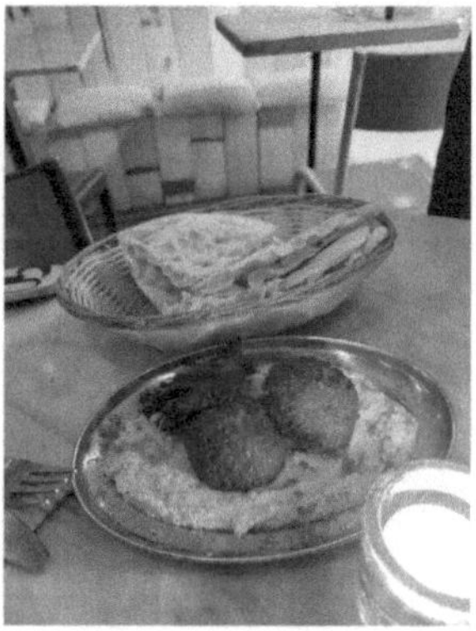

Hummus [i25]

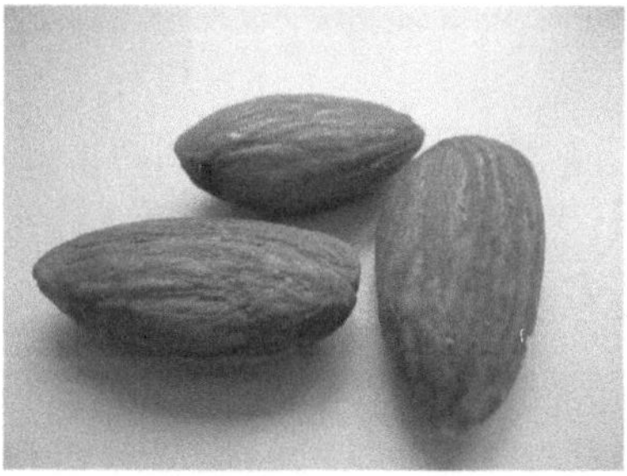

Almendras [i26]

Después del almuerzo, el nivel de energía puede disminuir, lo que puede llevar a una caída en el rendimiento y al deseo de comer algo dulce. Un tentempié bien planificado en el marco de una dieta vegetariana para optimizar el metabolismo puede ayudar a proporcionar nueva energía y prevenir los heisshungerattacken por la noche. Es crucial la composición adecuada. Se deben evitar los tentempiés con alta densidad energética pero bajo contenido nutricional, como se ha observado en estudios [s55]. En su lugar, se recomienda optar por combinaciones ricas en proteínas y fibra. Las proteínas y la fibra contribuyen a una sensación de saciedad más prolongada [s56] [s57]. Las nueces, que han demostrado reducir el hambre y el apetito [s58], pueden ser un complemento valioso. Un puñado de almendras o nueces combinado con una porción de palitos de verduras con hummus o una pieza de fruta proporciona tanto nutrientes importantes como energía duradera. También se debe tener en cuenta la cantidad de calorías, que puede variar entre 139 y 170 kcal según la elección del tentempié [s59]. Estas deben integrarse en el requerimiento calórico total del día para apoyar la gestión del peso en

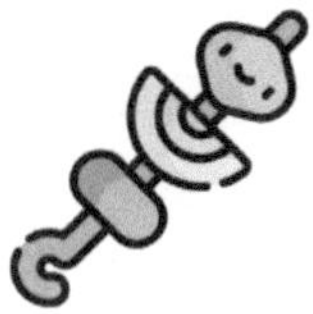

el marco de la dieta para optimizar el metabolismo. Un tentempié rico en proteínas puede reducir la sensación de hambre y aumentar la saciedad, aunque la cantidad adicional de proteínas por sí sola no siempre produce mejoras significativas en la regulación de la ingesta de energía [s60].

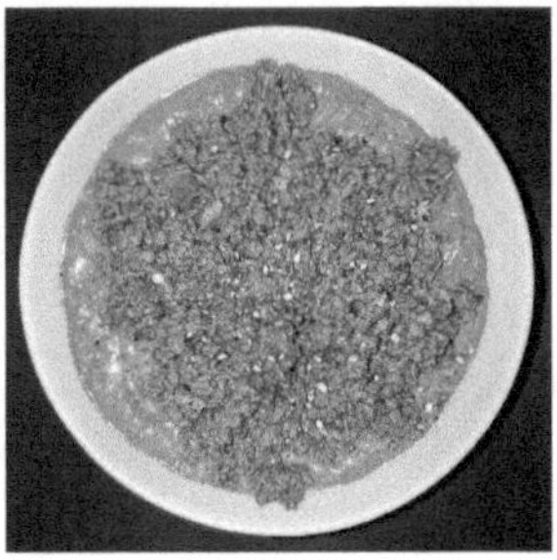

Proteínas [i27]

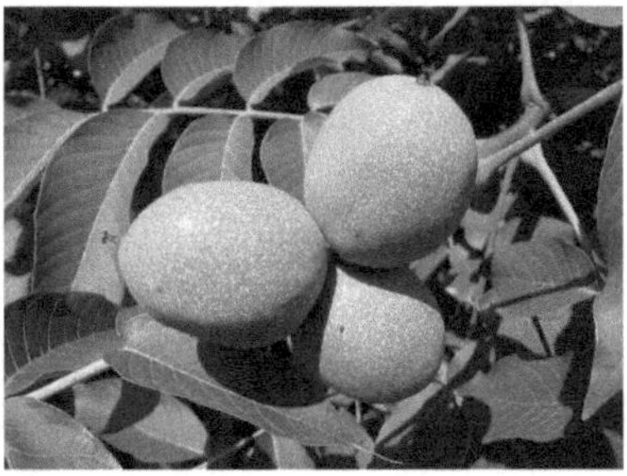

Nueces [i28]

Bueno saber

Gestión del peso

La gestión del peso en el contexto de una dieta vegetariana para optimizar el metabolismo describe el control consciente de la ingesta y el gasto calórico a través de una alimentación adaptada y suficiente actividad física, para alcanzar o mantener un peso saludable.

Comparación de valores nutricionales de meriendas

Valores nutricionales de snacks vegetarianos

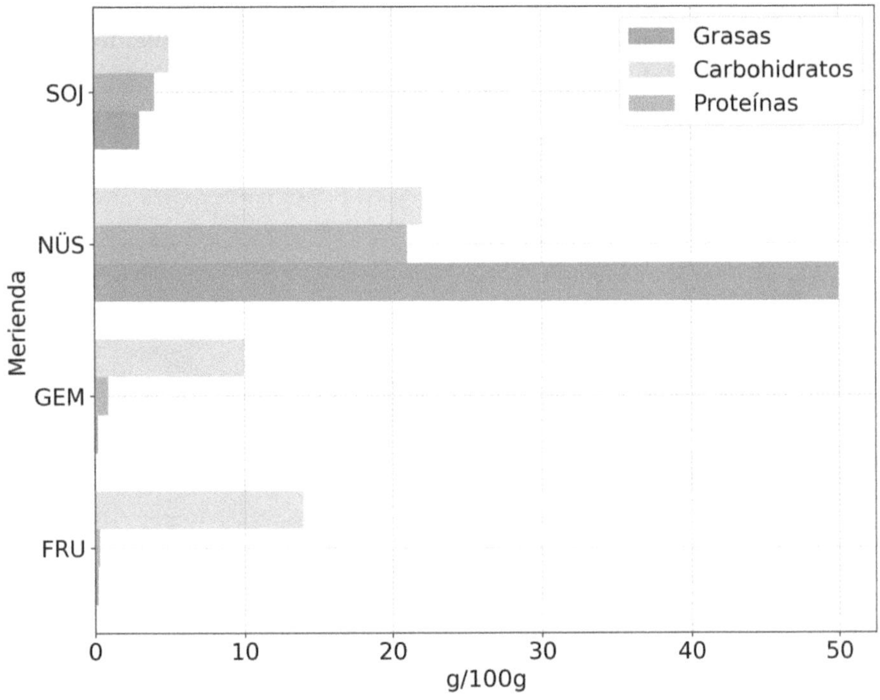

FRU: Fruta (Manzana)

GEM: Verduras (Zanahorias)

NÜS: Nueces (Almendras)

SOJ: Yogur de soja

La comparación muestra que las nueces tienen un alto contenido de grasa, pero también muchas proteínas. La fruta, por otro lado, es azucarada, pero baja en grasa y proteínas. Las verduras puntúan con pocas calorías y fibra. El yogur de soja proporciona mucha proteína, poca grasa y carbohidratos moderados. Una combinación de estas categorías permite una ingesta equilibrada de nutrientes.

Cenas tardías

Las cenas tardías, es decir, la ingesta de alimentos justo antes de dormir, a menudo se consideran críticamente en el contexto de un programa de metabolismo. Mientras que un consenso anterior promovía largos períodos de ayuno entre la cena y el desayuno [s61], los hallazgos actuales sugieren que evitar pausas excesivamente largas entre comidas puede ser beneficioso, especialmente en ciertas situaciones metabólicas. Se ha demostrado que la ingesta regular de alimentos, incluyendo el desayuno, puede influir positivamente en la función cognitiva [s61]. Aplicado a un programa de metabolismo vegetariano, esto significa que una cena tardía adaptada individualmente, en lugar de una completa abstinencia, puede ser sensata. El enfoque debe estar, al igual que en las comidas intermedias, en la composición de nutrientes [s62]. komplexe_kohlenhydrate, como

los que se encuentran en productos integrales o legumbres, combinados con fuentes de proteínas vegetales (por ejemplo, tofu, nueces o yogur de soja), garantizan una liberación lenta y uniforme de energía durante la noche y previenen al mismo tiempo ataques de hambre al día siguiente [s62]. Una pequeña porción de quinoa con verduras al vapor y tofu podría representar una cena tardía rica en nutrientes. La cantidad debe permanecer moderada y considerar el requerimiento calórico individual para apoyar óptimamente la gestión del peso en el marco del programa de metabolismo.

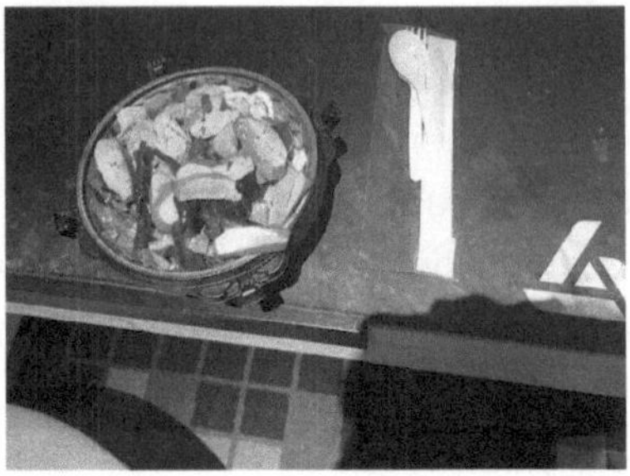

Tofu [i29]

Bueno saber

Ataques de hambre

Los ataques de hambre son un deseo repentino y fuerte por ciertos alimentos, a menudo por bocadillos azucarados o grasos. En el marco de un programa de metabolismo, pueden poner en peligro el éxito. Una cena tardía equilibrada con carbohidratos complejos y proteínas vegetales puede ayudar a prevenir ataques de hambre.

Función cognitiva

Las funciones cognitivas incluyen habilidades como pensar, aprender, recordar y resolver problemas. En el contexto de un programa de metabolismo vegetariano y cenas tardías, la función cognitiva juega un papel, ya que la ingesta regular de alimentos, incluyendo un refrigerio tarde en la noche, puede fomentar la claridad mental y la concentración.

Requerimiento calórico

El requerimiento calórico indica cuántas calorías necesita el cuerpo por día para mantener todas sus funciones. En un programa de metabolismo, es importante conocer el requerimiento calórico individual para aportar la cantidad correcta de nutrientes y apoyar la gestión del peso. El requerimiento calórico depende de factores como la edad, el sexo, el nivel de actividad y el metabolismo.

Refrigerios ligeros nocturnos vegetarianos

Distribución de refrigerios ligeros por la noche.

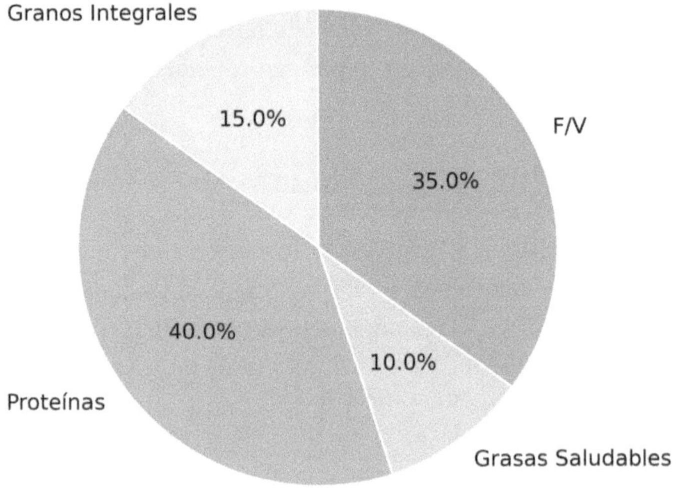

F/V: Frutas y Verduras (p. ej., bayas, pepino, palitos de zanahoria)

Granos Integrales: Granos integrales (p. ej., galletas integrales, palomitas de maíz infladas al aire)

Grasas Saludables: Grasas Saludables (p. ej., aguacate, una pequeña porción de semillas)

Proteínas: Refrigerios ricos en proteínas (p. ej., yogur griego, requesón, nueces)

Los datos sugieren que se recomienda un enfoque equilibrado para los refrigerios nocturnos. Una parte sustancial se dedica a las opciones ricas en proteínas, que pueden promover la saciedad y apoyar el mantenimiento muscular. Las frutas y verduras proporcionan nutrientes y fibra esenciales, mientras que un porcentaje menor de granos integrales aporta carbohidratos complejos para obtener energía sostenida. Limitar las grasas ayuda a controlar la ingesta total de calorías.

Consejos concretos

- Transforma tus snacks en pequeñas obras de arte, presentando frutas y verduras de manera creativa.
- Aprovecha el momento del snack para probar nuevos alimentos, como frutas exóticas o verduras desconocidas.
- Prepara tus snacks la noche anterior y porciónalos en recipientes reutilizables.
- Almacena tus snacks de manera visible en el refrigerador, para evitar caer en la tentación de optar por alternativas poco saludables.
- Intercambia ideas de snacks saludables con colegas o amigos y déjate inspirar.
- Asocia tu snack con un breve ejercicio de atención plena, para disfrutar conscientemente del momento.
- No comas tu snack en el escritorio, busca un lugar diferente para dedicarle toda tu atención a la comida.
- Utiliza ingredientes de alta calidad para tus snacks y presta atención al origen y la calidad de los alimentos.
- Crea tus propias recetas de snacks y experimenta con diferentes sabores y texturas.
- Incorpora en tus snacks alimentos que influyan positivamente en tu estado de ánimo, como nueces o chocolate negro.
- Convierte tu snack en una pequeña fiesta para los sentidos, combinando diferentes colores, sabores y texturas.
- Reflexiona después de cada snack sobre lo bien que te ha hecho y qué puedes mejorar la próxima vez.
- Recompénsate después de una semana de snacks saludables con un pequeño regalo que no tenga relación con la comida.

3. 3 Concepto de bebidas

La elección adecuada de bebidas apoya de manera significativa la cura metabólica vegetariana. Influye en el equilibrio ácido-base, la función renal y la excreción de productos metabólicos. Al mismo tiempo, es importante evitar los efectos no deseados de ciertas bebidas, como un alto contenido de azúcar o un consumo excesivo de potasio. Además de una ingesta adecuada de agua, los tés de hierbas y bebidas especiales con propiedades termogénicas también juegan un papel importante. La combinación óptima de estas bebidas puede activar el metabolismo y aumentar la efectividad de la cura. Descubra a continuación qué bebidas apoyan de manera óptima su cura metabólica vegetariana y aprenda cómo integrarlas de manera efectiva en su plan de alimentación.

Para una exitosa cura metabólica vegetariana, es crucial elegir bebidas de manera consciente, que apoyen el equilibrio ácido-base, estimulen el metabolismo y garanticen una adecuada ingesta de líquidos.

Bebidas estimulantes del metabolismo

Las bebidas estimulantes del metabolismo en el marco de una cura metabólica vegetariana tienen como objetivo apoyar los procesos naturales del cuerpo y, de este modo, aumentar la efectividad de la cura. Un aspecto importante es el equilibrio ácido-base. A través de la selección de ciertas bebidas, se puede influir en el pH de la orina, lo que a su vez puede tener efectos sobre el metabolismo [s63]. Por ejemplo, el agua rica en bicarbonato puede aumentar el pH de la orina, similar a una terapia con citrato de potasio [s63]. Este efecto se debe a la mayor capacidad de amortiguación del cuerpo gracias al bicarbonato [s63]. El bicarbonato disuelto en agua actúa de manera básica y puede neutralizar ácidos. Un equilibrio ácido-base equilibrado se asocia con una función metabólica óptima. Los jugos de frutas, especialmente los cítricos, también pueden desplazar el pH de la orina hacia un estado básico debido a su contenido de citrato [s63]. Los citratos, que son sales del ácido cítrico, se metabolizan en el cuerpo y contribuyen a la alcalinización. Sin embargo, se debe tener precaución con los jugos de frutas: el alto contenido de azúcar y energía puede afectar el éxito de una cura metabólica. Además, los jugos de frutas, especialmente los cítricos, contienen mucho potasio. Un consumo excesivo de potasio puede ser perjudicial para la salud, especialmente en personas con problemas renales. Por lo tanto, el consumo de jugos de frutas debe ser limitado y adaptado a las necesidades individuales [s63]. Alternativamente, se pueden considerar caldos de verduras, que también son ricos en minerales y pueden apoyar el metabolismo a través de los nutrientes que contienen. Para estimular aún más el metabolismo, se pueden utilizar bebidas con

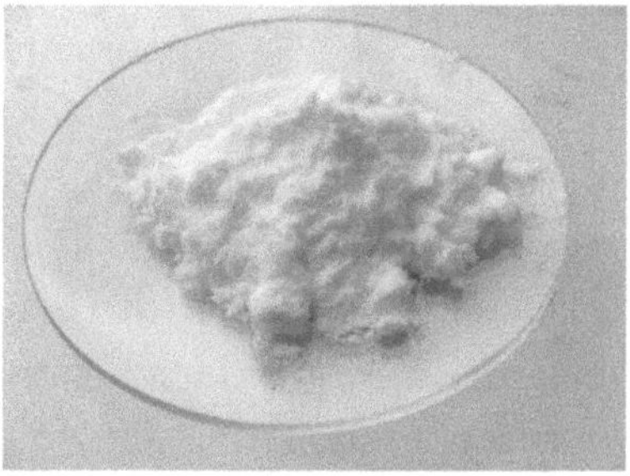

Bicarbonato [i30]

propiedades termogénicas. El agua de jengibre, por ejemplo, estimula la circulación y puede activar el metabolismo. El té verde contiene catequinas, que también pueden tener un efecto positivo sobre el metabolismo. Es importante una ingesta adecuada de líquidos a lo largo del día. Agua, tés sin azúcar y agua infusionada con pepino, limón o menta son ideales para saciar la sed y al mismo tiempo apoyar los procesos metabólicos. Una selección consciente de bebidas contribuye así a una exitosa cura metabólica vegetariana. A través de la combinación de agua rica en bicarbonato con una cantidad moderada de jugos de frutas y otras bebidas estimulantes del metabolismo, se puede influir positivamente en el equilibrio ácido-base y apoyar óptimamente los procesos corporales. Una consulta individual con un nutricionista o médico puede ayudar a elegir la bebida adecuada para cada situación.

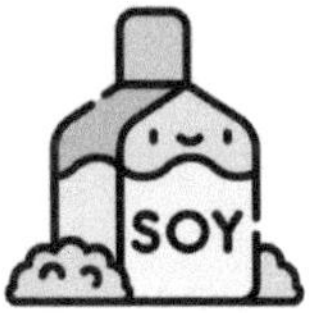

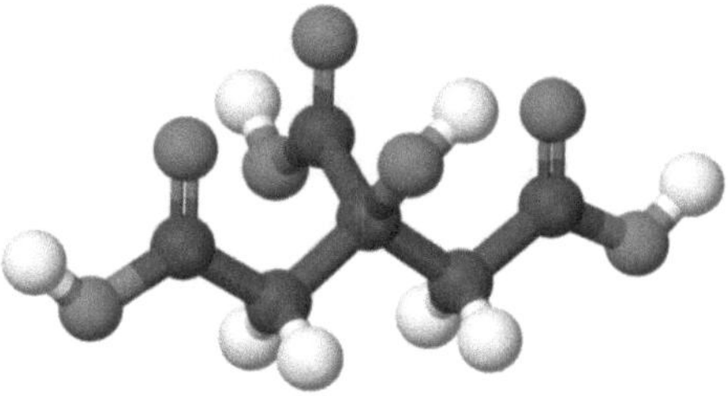

Citrato [i31]

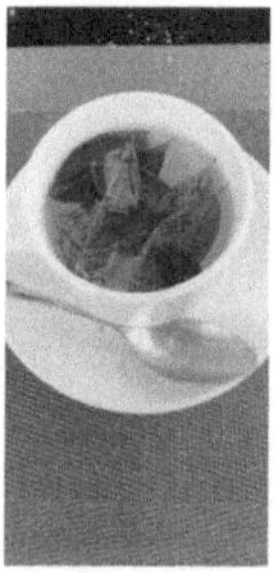

Agua infusionada [i32]

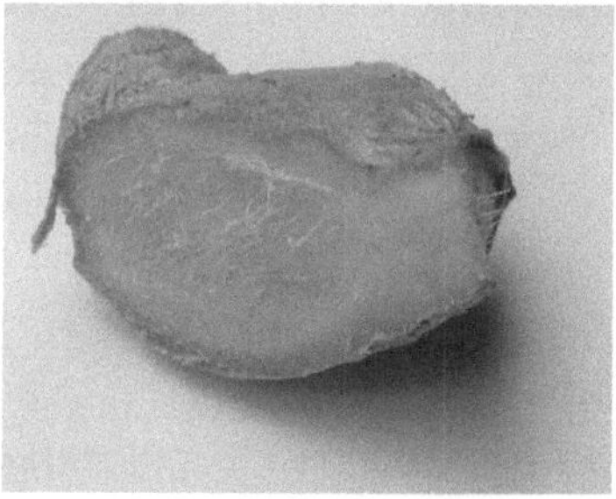

Jengibre [i33]

Bueno saber

Agua infusionada

El agua infusionada es agua aromatizada con frutas, verduras o hierbas. Es una bebida baja en calorías y refrescante que apoya la ingesta de líquidos en el marco de la cura metabólica vegetariana y puede estimular el metabolismo a través de los nutrientes que contiene.

Capacidad de amortiguación

La capacidad de amortiguación describe la habilidad del cuerpo para neutralizar ácidos y mantener estable el pH. Las bebidas con bicarbonato aumentan la capacidad de amortiguación y apoyan así un equilibrio ácido-base durante la cura metabólica vegetariana.

Equilibrio ácido-base

El equilibrio ácido-base juega un papel importante en la función metabólica. Un equilibrio ácido-base equilibrado puede ser apoyado mediante la selección adecuada de bebidas dentro de la cura metabólica vegetariana para promover la desintoxicación y el metabolismo del cuerpo.

Termogénico

Las bebidas termogénicas pueden estimular el metabolismo y promover la quema de grasa. En el marco de la cura metabólica vegetariana, pueden contribuir a aumentar el consumo de energía y apoyar la pérdida de peso.

Bebidas que estimulan el metabolismo (dieta vegetariana)

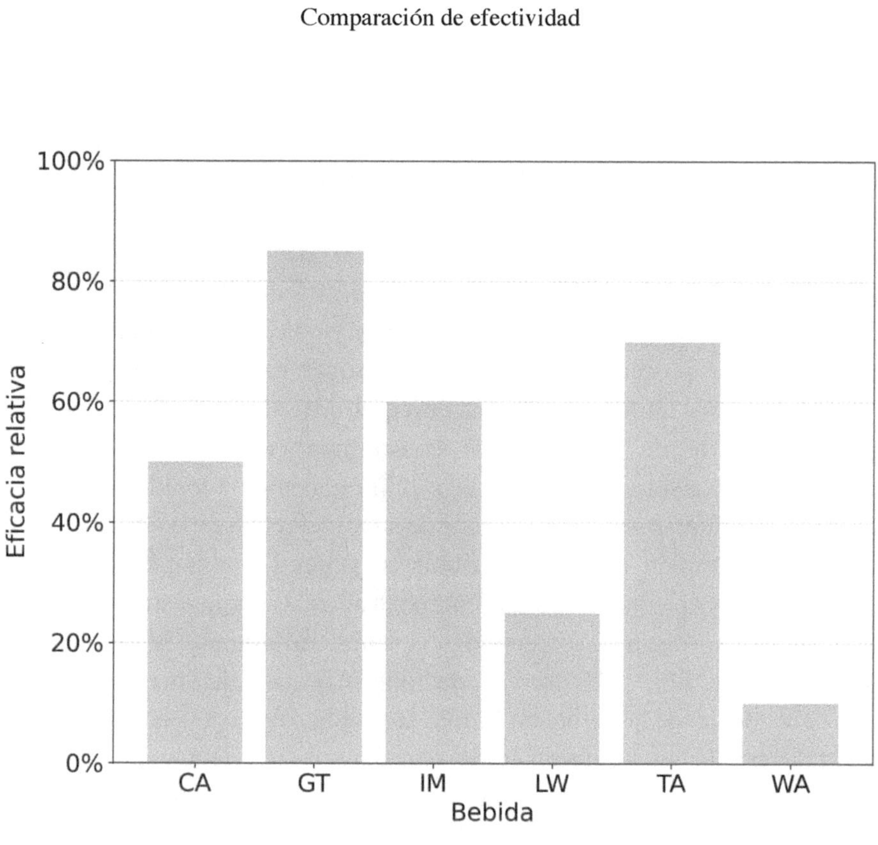

CA: Café
GT: Té Verde
IM: Infusión de Menta
LW: Agua de Limón
TA: Té de Mate
WA: Agua

El té verde muestra el mayor potencial para estimular el metabolismo, seguido del mate y la infusión de menta. Si bien el café también proporciona un impulso, su efecto parece menos pronunciado que el té verde en este contexto. El agua es esencial para la salud en general y apoya indirectamente los procesos metabólicos, pero no proporciona un efecto estimulante directo como las otras bebidas.

Tés de hierbas

Los tés de hierbas ofrecen una forma adicional de apoyar e influir en el metabolismo dentro de un programa vegetariano. Diferentes hierbas poseen propiedades específicas que pueden tener un efecto positivo en la digestión y el metabolismo [s64]. Por ejemplo, ciertas hierbas pueden regular el metabolismo de lípidos y carbohidratos, lo que puede ser especialmente beneficioso en un programa de metabolismo [s64]. El té de menta, además de su efecto digestivo, puede apoyar el desarrollo de los folículos en el ovario a través de su efecto antiandrógeno [s64]. Por otro lado, el té de regaliz posee propiedades tanto antiandrogénicas como estrogénicas, que pueden ser útiles en ciertos desequilibrios hormonales [s64]. Sin embargo, el té de regaliz debe consumirse con precaución y solo después de consultar a un médico o farmacéutico debido a posibles efectos secundarios [s64]. Además de estos efectos específicos, los tés de hierbas también pueden contribuir en general a aumentar la ingesta de líquidos y proporcionar al cuerpo valiosos compuestos vegetales. Para un efecto óptimo, se recomienda variar diferentes tés de hierbas a lo largo del día. Así, se puede disfrutar por la mañana de un revitalizante té de jengibre y limón, al mediodía de un relajante té de menta y por la noche de un té de manzanilla. Al seleccionar los tés de hierbas, preste atención a las necesidades individuales y posibles intolerancias. Una mezcla de diferentes hierbas, como hinojo, anís y comino, puede promover la digestión y reducir la hinchazón. También los tés de rooibos y de frutas, que estrictamente hablando no son tés de hierbas, ofrecen una alternativa sabrosa y baja en calorías a las bebidas azucaradas. Se recomienda beber los tés de hierbas sin endulzar para obtener el máximo beneficio para la salud. Si aún prefiere un toque dulce, puede optar por edulcorantes naturales como la stevia o la miel. Al integrar los tés de hierbas en el plan de alimentación diario, se puede hacer que el programa vegetariano de metabolismo sea variado y apoyar al organismo de manera suave. Además de los tés de hierbas ya mencionados, hay una variedad de otras variedades que pueden ser útiles en un programa de metabolismo. Por ejemplo, el té de ortiga tiene un efecto diurético y puede ayudar al cuerpo en la desintoxicación. El té de diente de león también posee propiedades diuréticas y promueve la eliminación de productos del metabolismo. El té de mate, por otro lado, tiene un efecto estimulante y puede activar el metabolismo. Para lograr el mejor efecto posible, los tés de hierbas deben prepararse frescos y dejarse reposar durante un período prolongado, idealmente de 5 a 10 minutos. De este modo, los valiosos ingredientes pueden desarrollarse de manera óptima. El tiempo de infusión puede variar según el tipo de hierba. Al preparar tés de hierbas, es recomendable optar por productos de alta calidad de cultivo orgánico controlado para evitar posibles residuos de pesticidas. Una selección variada de tés de hierbas puede contribuir de manera valiosa a un exitoso programa vegetariano de metabolismo.

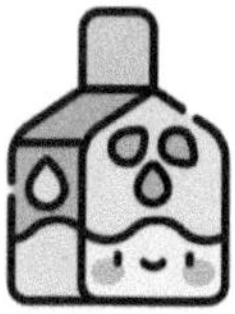

Bueno saber

Antiandrógeno

Las sustancias antiandrogénicas inhiben la acción de las hormonas sexuales masculinas (andrógenos). En el contexto de un programa vegetariano de metabolismo, ciertos tés de hierbas con propiedades antiandrogénicas pueden ayudar a equilibrar los desequilibrios hormonales que pueden influir en el metabolismo.

Estrógeno

Las sustancias similares al estrógeno imitan la acción de la hormona sexual femenina estrógeno. En un programa vegetariano de metabolismo, pueden ayudar a regular las fluctuaciones hormonales que pueden influir en el metabolismo. Es importante coordinar la ingesta de sustancias similares al estrógeno con un médico.

Metabolismo de lípidos

El metabolismo de lípidos juega un papel importante en el programa vegetariano de metabolismo, ya que influye en el procesamiento y uso de grasas. Al seleccionar las grasas y aceites vegetales adecuados, se puede influir positivamente en el metabolismo de lípidos y apoyar la pérdida de peso.

Pesticida

Los pesticidas son sustancias químicas utilizadas en la agricultura para proteger las plantas de plagas. En el marco de un programa vegetariano de metabolismo, se recomienda optar por productos orgánicos para minimizar la ingesta de pesticidas y desintoxicar el cuerpo.

Contenido de ingredientes activos en infusiones de hierbas

Contenido de ingredientes activos por taza

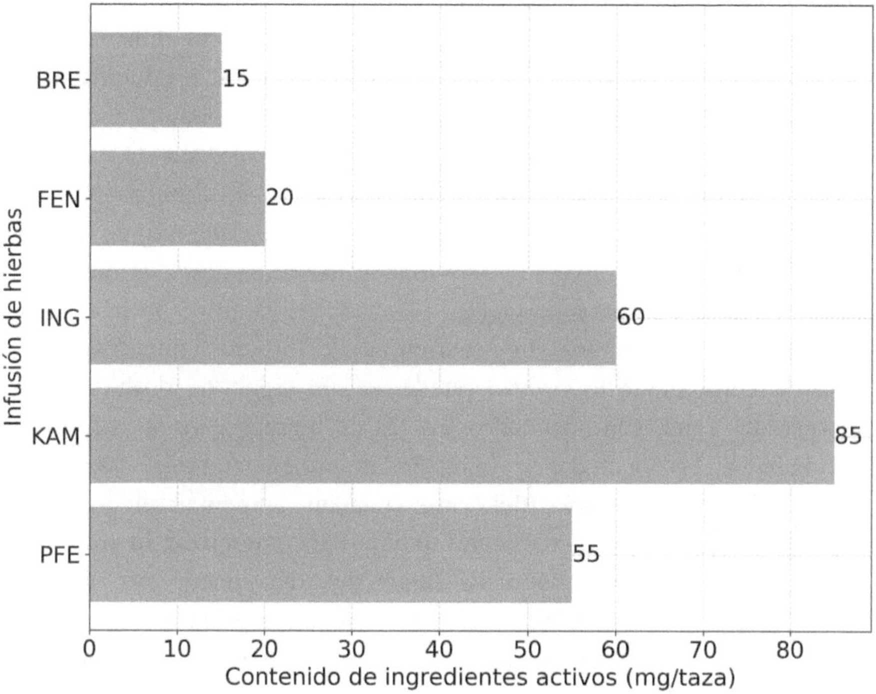

BRE: Ortiga

FEN: Hinojo

ING: Jengibre

KAM: Manzanilla

PFE: Menta

La infusión de hinojo tiene la mayor proporción de ingredientes activos beneficiosos para el metabolismo, seguida del jengibre y la ortiga. La manzanilla y la menta tienen cantidades relativamente bajas de ingredientes activos relevantes para este propósito.

Ingesta de agua

Una cantidad suficiente de líquido es esencial para un metabolismo funcional. El agua transporta nutrientes, elimina productos de desecho y regula la temperatura corporal. Durante una cura de metabolismo vegetariana, la ingesta de líquidos es especialmente relevante, ya que apoya los procesos de desintoxicación y promueve la función renal [s65]. Una cantidad adecuada de líquido ayuda a eliminar eficazmente los productos finales del metabolismo y previene la sobrecarga de los riñones. Un consumo diario adicional de solo 200 ml de agua puede reducir el riesgo de cálculos renales, que pueden ocurrir con cambios en el metabolismo, en un 13 % [s65]. La cantidad óptima de bebida depende de factores individuales como el nivel de actividad y la temperatura ambiente. Un buen indicador de una hidratación adecuada es el color de la orina: el amarillo claro indica una ingesta óptima de líquidos, mientras que la orina de color amarillo oscuro puede ser un signo de deshidratación. Además del agua, son adecuados los tés de hierbas y frutas sin azúcar. Las bebidas carbonatadas y azucaradas deben evitarse, ya que, a diferencia del café, pueden aumentar el riesgo de cálculos renales [s65]. Para garantizar la ingesta de líquidos a lo largo del día, puede ser útil, por ejemplo, tener una botella de agua en el lugar de trabajo o una alarma de recordatorio en el teléfono. Una dieta vegetariana rica en frutas y verduras también proporciona líquido y contribuye a la salud renal [s65]. Al combinar diferentes fuentes de líquidos, se puede satisfacer la necesidad de manera óptima y apoyar eficazmente la cura de metabolismo.

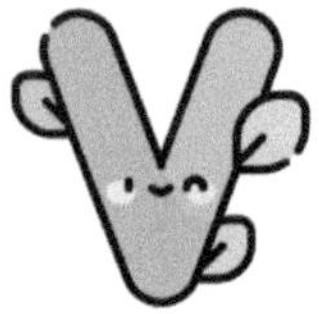

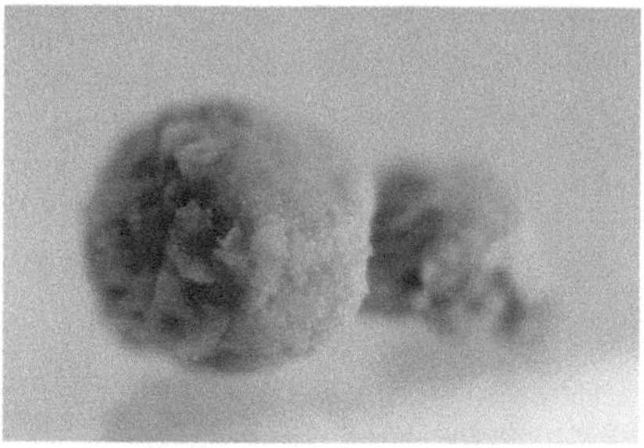

cálculos renales [i34]

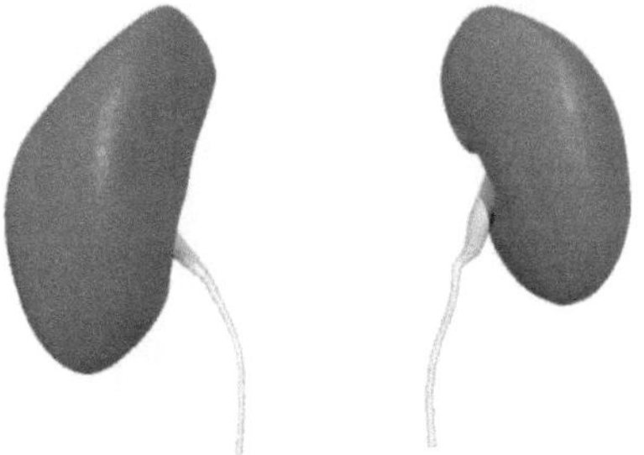

riñón [i35]

Bueno saber

Cálculos renales

Los cálculos renales pueden formarse debido a una ingesta insuficiente de líquidos durante cambios en el metabolismo. Una cura de metabolismo vegetariana con suficiente agua puede reducir el riesgo de cálculos renales.

Hidratación

Una hidratación adecuada es importante para el transporte de nutrientes, la eliminación de productos del metabolismo y la regulación de la temperatura corporal. Especialmente en una cura de metabolismo vegetariana, apoya la desintoxicación y la función renal.

Hidratación a lo largo del día

Patrón ideal de ingesta de agua para una dieta metabólica vegetariana.

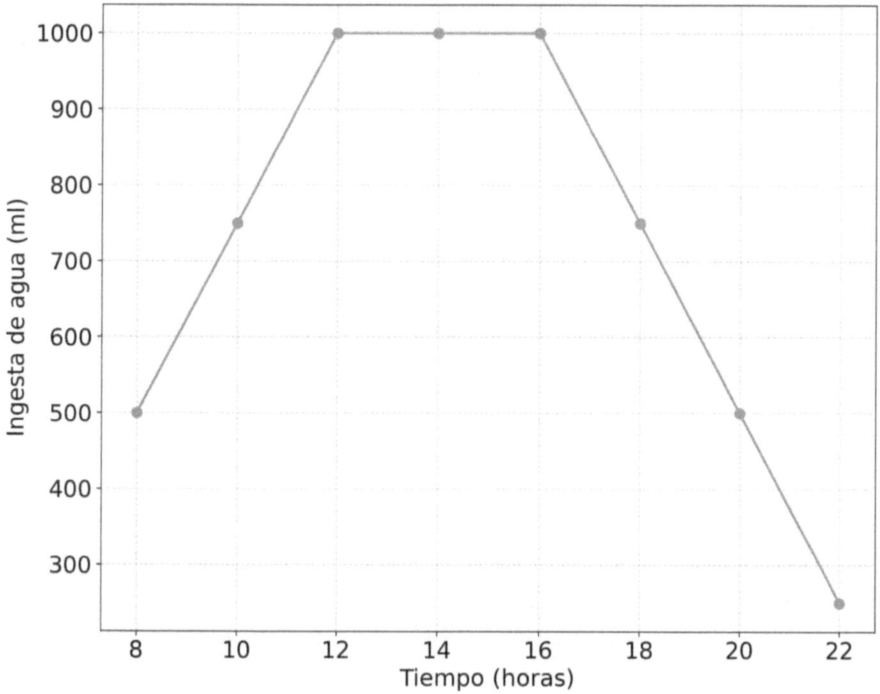

Este gráfico ilustra una ingesta constante de agua a lo largo del día, beneficiosa para mantener una hidratación óptima en una dieta metabólica vegetariana. El aumento gradual por la mañana apoya las funciones corporales después del sueño. La ingesta sostenida previene la deshidratación durante los períodos de máxima actividad. La ligera disminución por la noche anticipa la reducción de la actividad durante el sueño.

Consejos concretos

- Cree su concepto de bebida individual que tenga en cuenta su gusto y necesidades durante la cura.
- Experimente con diferentes variedades de tés de hierbas y frutas y encuentre sus favoritos personales para diferentes momentos del día.
- Prepárese por la mañana una gran jarra de agua con frutas frescas, hierbas o especias y disfrútela a lo largo del día.
- Reemplace las bebidas azucaradas por caldos de verduras caseros, que puede realzar con hierbas y especias frescas.
- Congele tés de hierbas o frutas en moldes de cubitos de hielo y utilícelos para dar un toque refrescante a sus bebidas.
- Invierta en una bonita tetera y disfrute del ritual de preparar té.
- Beba su té de manera consciente y lenta para saborear los aromas y los efectos beneficiosos al máximo.
- Prepare diferentes variedades de té en pequeños vasos y realice una cata de té con amigos o familiares.
- Visite una tienda de té y déjese inspirar por la variedad de sabores y tipos.
- Cree su propia mezcla de té a partir de diferentes hierbas y especias.
- Cultive su pequeño jardín de hierbas y utilice las hierbas frescas para sus bebidas.
- Documente su concepto de bebida en un diario y anote sus recetas y experiencias favoritas.

Revisión - 3. Plan de nutrición

Un plan de alimentación individual es la clave del éxito de una dieta metabólica vegetariana. No se trata solo de *qué* comes, sino también de *cuándo* y *cuánto*. Comienza tu día con un desayuno rico en proteínas y grasas, que contenga carbohidratos complejos en moderación. Piensa en avena con nueces, bayas y yogur de soja o pan integral con aguacate y brotes. Un desayuno así te proporcionará energía a largo plazo y evitará los antojos. Experimenta con diferentes recetas y descubre qué combinaciones te gustan más y te brindan una buena sensación de saciedad. Integra aquí tus preferencias personales y limitaciones para poder mantener la dieta a largo plazo. Un desayuno más calórico combinado con el ayuno nocturno puede estimular aún más tu metabolismo.

Para el almuerzo, se recomienda una combinación de legumbres, productos integrales y muchas verduras. Una ensalada de lentejas con quinoa y verduras coloridas o una ensalada de pasta integral con garbanzos y verduras a la parrilla son ejemplos ideales. Presta atención también a una ingesta adecuada de proteínas, que puede complementarse con tofu, tempeh o nueces. Si comes en la cafetería, elige platos lo más integrales posible y complétalos con una ensalada o una porción extra de verduras. Sé creativo y prueba nuevas recetas para aportar variedad a tu plan de comidas y superar posibles desafíos como la falta de tiempo o las opciones limitadas.

Por la noche, deberías optar por una comida más ligera para aliviar tu tracto digestivo y fomentar la regeneración nocturna. Concéntrate en alimentos ricos en proteínas como tofu, tempeh o lentejas, combinados con verduras ricas en fibra como brócoli, espinacas o coliflor. Una pequeña porción de quinoa con verduras al vapor y tofu o una gran ensalada con tofu frito y diferentes tipos de verduras son opciones adecuadas. Asegúrate de tomar tu cena al menos tres horas antes de acostarte para garantizar un sueño reparador. Aunque la cena sea más ligera, debe contener todos los nutrientes esenciales.

Los refrigerios juegan un papel importante para mantener tu nivel de azúcar en sangre constante y prevenir los antojos. Opta por snacks nutritivos como fruta con yogur, nueces o palitos de verduras con hummus. Presta atención a porciones moderadas e integra las calorías de los snacks en tu requerimiento diario. Bebidas que estimulan el metabolismo como agua de jengibre, té verde o agua infusionada apoyan tu dieta adicionalmente. Asegúrate de mantener una ingesta adecuada de agua a lo largo del día. Tés de hierbas como menta, regaliz o ortiga también pueden tener efectos positivos en tu metabolismo. Sin embargo, ten en cuenta posibles interacciones y consulta a un médico o farmacéutico si es necesario.

La implementación de un plan de alimentación en el marco de una dieta metabólica vegetariana requiere planificación, disciplina y adaptabilidad. Sé paciente contigo mismo si no siempre sale perfecto. Escucha a tu cuerpo, observa cómo reacciona a diferentes alimentos y ajusta tu plan de alimentación en consecuencia. Con la estrategia adecuada y una actitud positiva, alcanzarás tus objetivos y te beneficiarás de las ventajas de una alimentación saludable y vegetariana.

4. Optimización del metabolismo

¿Alguna vez se ha preguntado por qué algunas personas parecen mantener su peso sin esfuerzo, mientras que otras luchan a pesar de tener la misma alimentación? El metabolismo sigue una compleja interacción de ritmos biológicos e influencias externas que podemos controlar de manera específica. La naturaleza nos ofrece herramientas sorprendentes que activan el metabolismo de manera suave. Con el conocimiento adecuado, se puede optimizar este motor interno de forma sistemática, sin intervenciones artificiales ni prohibiciones estrictas. Descubra cómo puede convertir su metabolismo en su aliado más fuerte.

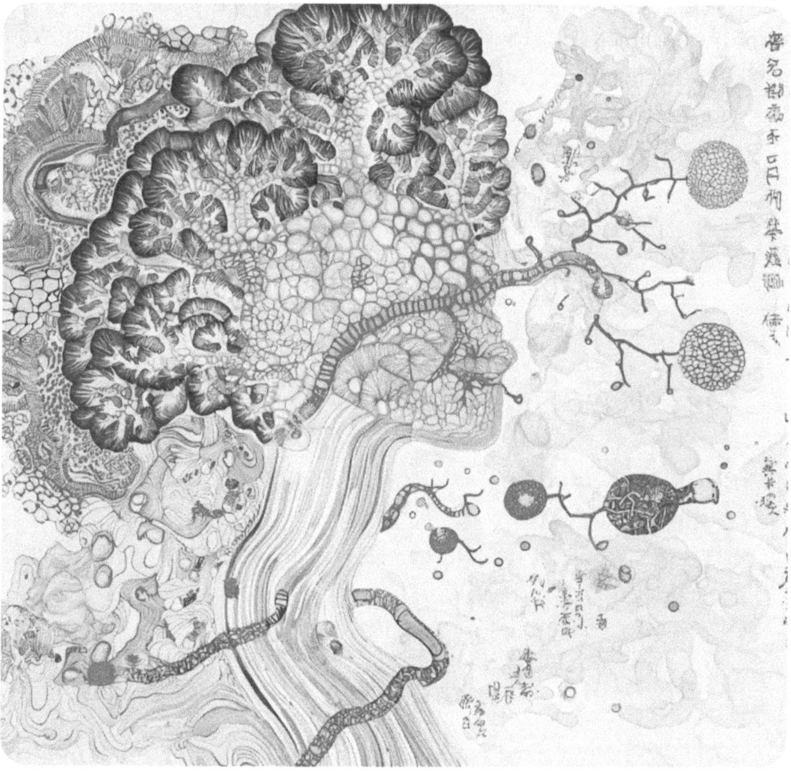

4. 1 Aceleradores naturales

Los aceleradores naturales del metabolismo ofrecen un gran potencial para una quema de grasa optimizada y la regulación del peso. Sin embargo, el uso de especias y plantas medicinales requiere atención, ya que algunos ingredientes pueden tener consecuencias indeseadas para la salud. Encontrar el equilibrio adecuado entre la estimulación del metabolismo y la inocuidad para la salud es crucial para el éxito de una cura metabólica vegetariana. Los alimentos termogénicos aumentan el consumo de energía y pueden influir positivamente en el metabolismo. El mecanismo de acción de estos alimentos es complejo y abarca desde la activación del tejido adiposo marrón hasta el aumento de la capacidad oxidativa de los músculos. Descubra a continuación cómo integrar de manera efectiva y segura los aceleradores naturales en su cura metabólica vegetariana.

> *Un uso moderado de especias y plantas medicinales es importante, ya que algunos ingredientes, a pesar de su potencial para estimular el metabolismo, también pueden tener efectos negativos en la salud. Una dieta variada y basada en plantas minimiza estos riesgos y al mismo tiempo proporciona una amplia gama de nutrientes.*

Especias

Las especias aportan aroma y sabor a los platos y pueden desempeñar un papel importante en la cocina vegetariana para ofrecer una variedad de platos. Además de los aspectos de sabor, algunas especias también influyen en el metabolismo. El chile, por ejemplo, contiene capsaicina, que estimula la termogénesis, la producción de calor del cuerpo, y así aumenta temporalmente el consumo de energía. El jengibre también puede influir en el metabolismo y promover la actividad gastrointestinal. La cúrcuma contiene curcumina, a la que se le atribuyen propiedades antiinflamatorias y antioxidantes. Sin embargo, las especias deben usarse con precaución. Porque algunos componentes de las especias pueden, según la investigación actual, tener efectos adversos en la salud. Así, algunas hierbas y especias contienen alquenilbencenos (AB), que han mostrado actividad carcinogénica en estudios en animales. Entre los compuestos AB se encuentran el safrol, el estragol y metil-eugenol. El safrol, que se encuentra en varias especias, se ha relacionado con tumores hepáticos en estudios en animales. Lo mismo ocurre con el estragol y el metil-eugenol, que también mostraron propiedades carcinogénicas en estudios en animales. También el α- y β-asaron, componentes de algunos aceites esenciales, mostraron actividad carcinogénica en estudios con ratas. Estos resultados subrayan que es aconsejable un uso moderado de las especias, aunque la transferibilidad de los resultados de estudios en animales a los humanos no siempre es clara. Además de los compuestos AB, hay otras sustancias potencialmente problemáticas en ciertas plantas. El ácido aristoloquínico I, que se encuentra en la familia Aristolochiaceae, se clasifica como cancerígeno para los humanos debido a sus propiedades genotóxicas. La cicasina de las nueces de cícadas y el ptaquilosido del helecho águila también se han relacionado con la aparición de cáncer en estudios en animales. También el furan, que puede formarse durante el procesamiento de alimentos, y el aditivo alimentario benceno mostraron actividad carcinogénica en estudios en animales. Estos ejemplos ilustran que es importante un uso consciente de las especias y una dieta variada para minimizar los riesgos potenciales. Una dieta vegetariana equilibrada con una variedad de verduras, frutas, legumbres y granos enteros ofrece una amplia gama de nutrientes y puede ayudar a reducir la necesidad de especias muy aromáticas.

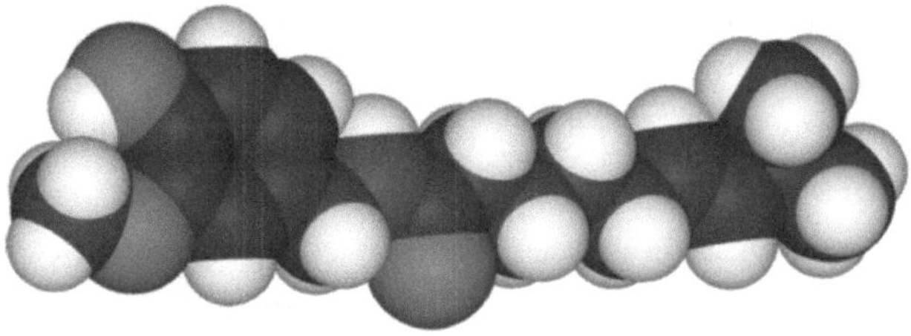

Capsaicina [i36]

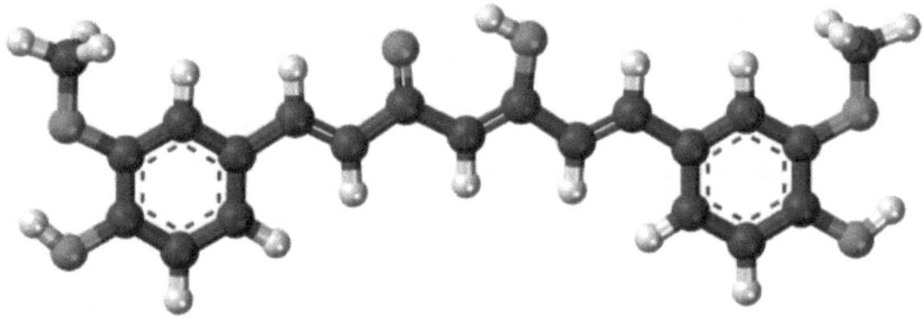

Curcumina [i37]

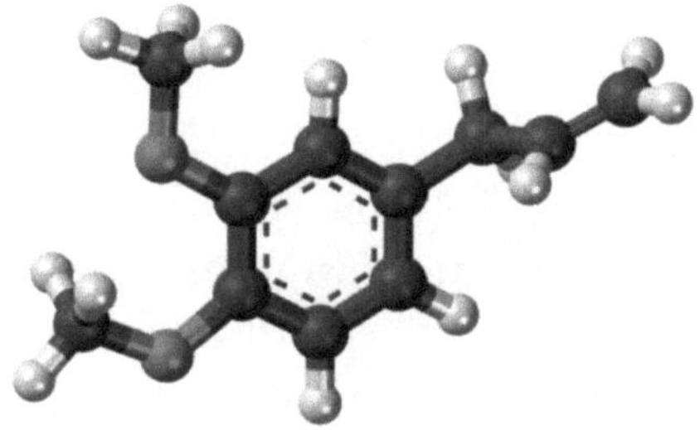

Metileugenol [i38]

Bueno saber

Alquenilbencenos

Los alquenilbencenos (AB) son un grupo de compuestos químicos que se encuentran en algunas especias y hierbas. Algunos AB, como el safrol, el estragol y el metil-eugenol, se han relacionado con riesgos para la salud en estudios en animales. En una dieta de metabolismo vegetariano, se recomienda un uso moderado de especias que contengan AB.

Metil-eugenol

El metil-eugenol es un alquenilbenceno que se encuentra en ciertas especias. Se han planteado preocupaciones sobre la salud en estudios en animales. Durante una dieta de metabolismo vegetariano, se debe restringir el consumo de especias que contengan metil-eugenol.

Termogénesis

La termogénesis es la producción de calor en el cuerpo que resulta de la actividad metabólica. El jengibre, el chile y otras especias pueden estimular la termogénesis y así influir positivamente en el metabolismo y la quema de grasa. En una dieta de metabolismo vegetariano, el uso específico de tales especias puede acelerar el metabolismo.

Aumento del metabolismo por especias

Efecto térmico de las especias

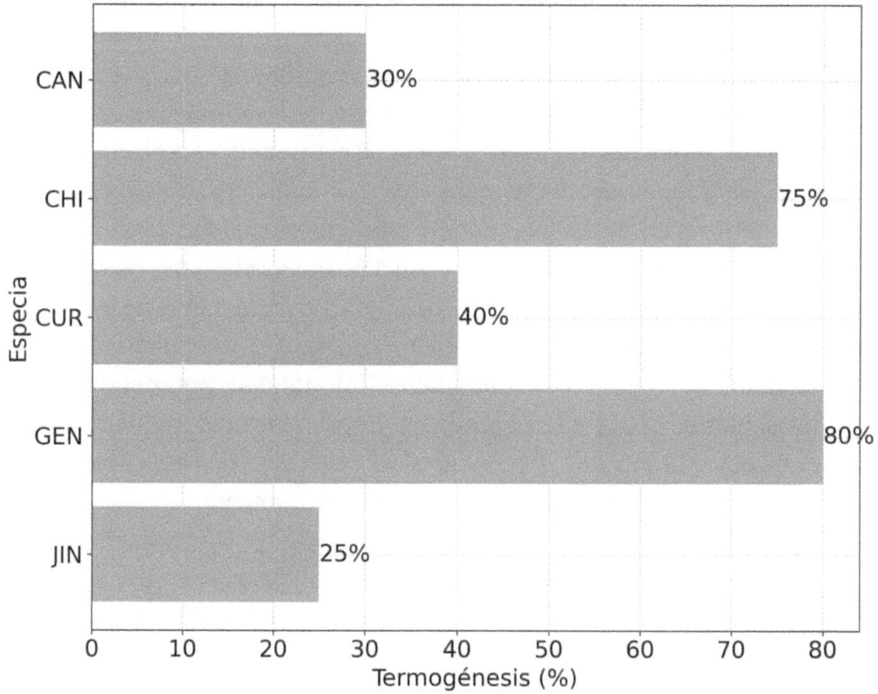

CAN: Comino

CHI: Chile

CUR: Cúrcuma

GEN: Jengibre

JIN: Canela

El chile y el jengibre muestran el mayor efecto termogénico y pueden estimular significativamente el metabolismo. La cúrcuma, la canela y el comino también contribuyen, aunque en menor medida, al aumento del metabolismo.

Plantas medicinales

Las plantas medicinales ofrecen, además de las especias ya mencionadas, otra forma de influir positivamente en la salud y el metabolismo. Los fitoquímicos, sustancias bioactivas en las plantas, actúan de diversas maneras en el cuerpo. Se encuentran en frutas, verduras, aceite de oliva, legumbres, así como en bebidas como el té y el café. [s66] Tres grupos importantes de fitoquímicos son los flavonoides, carotenoides y alcaloides. Los flavonoides, conocidos por sus propiedades antioxidantes, pueden promover la salud del corazón y tener efectos anticancerígenos. [s67] Protegen las células de daños causados por radicales libres y, de este modo, contribuyen a la prevención de enfermedades crónicas. Los carotenoides, como el beta-caroteno en las zanahorias, también ofrecen protección contra varios tipos de cáncer y apoyan la salud de los ojos y la piel. [s67] Una dieta rica en alimentos vegetales ricos en antioxidantes se asocia con una menor mortalidad por enfermedades cardiovasculares. [s67] Esto significa que el consumo regular de, por ejemplo, bayas ricas en flavonoides o verduras de hoja verde que contienen carotenoides puede contribuir valiosamente a la salud. Los alcaloides, que incluyen la cafeína, también pueden tener efectos positivos. Un alcaloide de una fruta específica puede, por ejemplo, reducir el comportamiento ansioso y depresivo en roedores y proteger las neuronas en el hipocampo, la región del cerebro responsable del aprendizaje y la memoria. [s66] Además, los extractos de ciertas plantas medicinales pueden regular el microbioma y fortalecer la barrera intestinal, lo cual es esencial para una digestión saludable y la absorción de nutrientes. [s66] Estos efectos positivos sobre la salud intestinal pueden, indirectamente, influir también en el metabolismo, ya que un microbioma intestinal saludable optimiza la absorción y utilización de nutrientes. Los flavanoles, un subgrupo de los flavonoides, pueden mejorar la salud vascular al reducir la presión arterial y promover la función

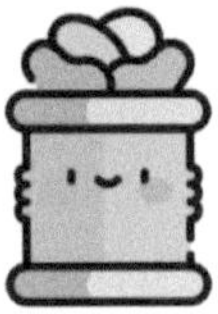

endotelial. [s66] Comparables a un motor bien engrasado, los vasos saludables contribuyen a un funcionamiento fluido en el cuerpo y, por ende, también apoyan las funciones metabólicas. Además, ciertas plantas muestran beneficios potenciales en la diabetes y complicaciones microvasculares al reducir los niveles de azúcar en sangre, el estrés oxidativo y la inflamación. [s66] Un nivel de azúcar en sangre equilibrado es importante no solo para los diabéticos, sino para cualquier persona que desee apoyar su metabolismo de manera óptima. Por lo tanto, las plantas medicinales pueden integrarse de diversas maneras en una cura metabólica vegetariana, ya sea como té, como ingrediente en batidos o como especia en diversos platos.

Bueno saber

Barrera intestinal

La capa protectora en el intestino que impide que sustancias nocivas ingresen al cuerpo y que puede ser fortalecida por extractos de plantas medicinales, mejorando la absorción de nutrientes en una cura metabólica vegetariana.

Flavanoles

Un subgrupo de los flavonoides que pueden mejorar la salud vascular y, por lo tanto, influir positivamente en el metabolismo, lo que es beneficioso en una cura metabólica vegetariana.

Sustancias bioactivas

Compuestos específicos en los alimentos que tienen efectos positivos en el cuerpo más allá del valor nutricional puro y pueden influir de manera específica en el metabolismo en una cura metabólica vegetariana.

Potenciadores herbales del metabolismo (vegetarianos)

Eficacia y concentración de los potenciadores herbales del metabolismo en una dieta vegetariana.

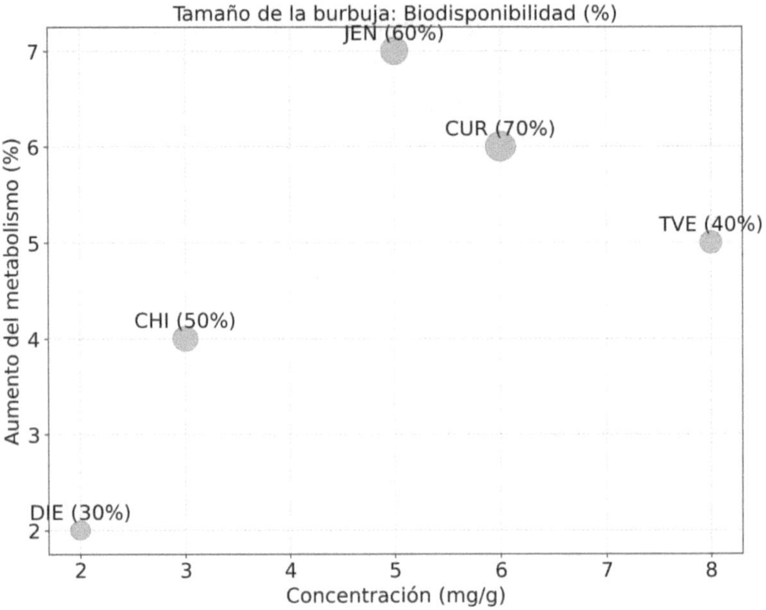

Blasengröße: Biodisponibilidad (%)

CHI: Chile

CUR: Cúrcuma

DIE: Diente de león

JEN: Jengibre

TVE: Té Verde

El jengibre demuestra un fuerte efecto a pesar de la concentración moderada, lo que sugiere una alta biodisponibilidad. El té verde, aunque altamente concentrado, muestra un efecto más leve, lo que podría indicar una menor absorción o una acción más suave. El diente de león, con baja concentración y efecto, podría ser más adecuado como un refuerzo suplementario. El chile, a pesar de su baja concentración, muestra un efecto notable, posiblemente debido a sus propiedades termogénicas. Esta visualización sugiere que la concentración por sí sola no dicta la efectividad, y otros factores como la biodisponibilidad y las respuestas individuales juegan un papel crucial.

Alimentos termogénicos

Los alimentos termogénicos estimulan la producción de calor en el cuerpo y, por lo tanto, aumentan el consumo de energía. Este efecto, conocido como termogénesis, contribuye a quemar más calorías, incluso en períodos de reposo. [s68] La termogénesis se ve influenciada por diversos factores, entre ellos la composición de la dieta. Así, una alimentación con un mayor contenido de alimentos termogénicos puede aumentar el consumo de energía en reposo (REE). [s69] Esto significa que el cuerpo quema más energía incluso en estado de reposo. Los alimentos termogénicos actúan de diferentes maneras. Algunos activan el tejido adiposo marrón, un tipo especial de tejido adiposo que produce calor. Otros aumentan la capacidad oxidativa de los músculos, lo que promueve la quema de grasa durante la actividad física. [s68] Los extractos vegetales, ricos en bioaktiven_substanzen, juegan un papel especial aquí. Activan vías de señalización que estimulan la biogénesis mitocondrial y la actividad termogénica. [s68] Las mitocondrias son las centrales energéticas de las células y una mayor actividad mitocondrial conduce a un mayor consumo de energía. Los efectos positivos de la termogénesis no se limitan solo a la reducción de peso. También pueden ayudar a aliviar trastornos metabólicos y mejorar la stoffwechselgesundheit en general. [s68] Aquellos que deseen estimular su metabolismo de manera natural pueden lograrlo mediante la selección específica de alimentos. Así, el aumento del consumo de alimentos con efecto termogénico puede incrementar el consumo de energía y estimular la quema de grasa. La investigación futura se centrará en cómo estas conclusiones pueden implementarse en recomendaciones dietéticas concretas para prevenir y contrarrestar eficazmente las enfermedades metabólicas. [s68] Un plan de alimentación rico en alimentos termogénicos puede ser, por lo tanto, un componente valioso de una dieta metabólica vegetariana.

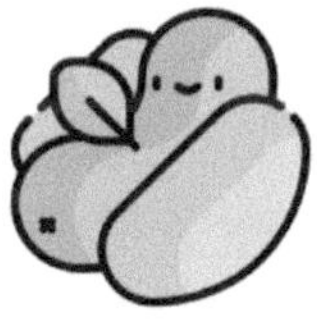

Bueno saber

Biogénesis mitocondrial

La biogénesis mitocondrial es el proceso de formación de nuevas mitocondrias, las centrales energéticas de las células. Una dieta metabólica vegetariana centrada en ciertos nutrientes puede promover la biogénesis mitocondrial, lo que lleva a una mayor producción de energía y un metabolismo acelerado.

Extractos vegetales

Los extractos vegetales, que se obtienen de diversas partes de las plantas, pueden contener sustancias bioactivas que influyen en el metabolismo. En el marco de una dieta metabólica vegetariana, los extractos de té verde, jengibre o chile pueden estimular el metabolismo y apoyar la quema de grasa.

Trastornos metabólicos

Los trastornos metabólicos son enfermedades que afectan el metabolismo del cuerpo, como la resistencia a la insulina o la diabetes. Una dieta metabólica vegetariana puede ayudar a mejorar los trastornos metabólicos al regular el metabolismo y optimizar la utilización de nutrientes.

Efecto Térmico de Alimentos Vegetarianos Comunes

Termogénesis de alimentos seleccionados (escala relativa)

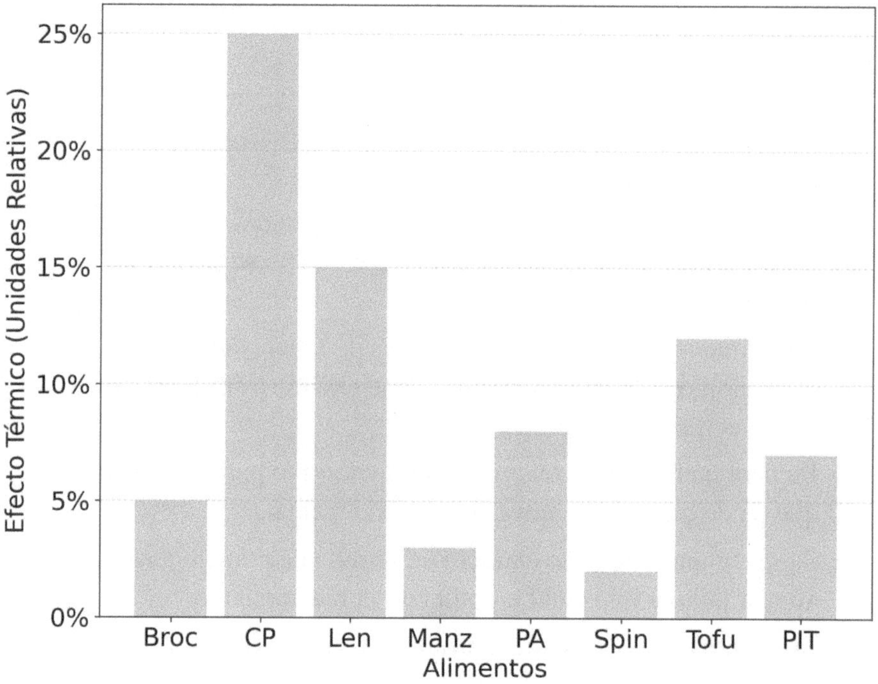

Broc: Brócoli

CP: Chiles

Len: Lentejas

Manz: Manzana

PA: Arroz Integral

PIT: Pan Integral

Spin: Espinaca

Tofu: Tofu

Los chiles exhiben el mayor efecto térmico entre los alimentos enumerados, probablemente debido a la capsaicina. Los alimentos ricos en proteínas como las lentejas y el tofu también muestran un efecto térmico notable, mientras que los carbohidratos como el arroz integral y el pan integral tienen un impacto moderado. Las frutas y verduras generalmente exhiben un efecto térmico más bajo.

Consejos concretos

- Aumente su actividad metabólica añadiendo a su comida una pizca de pimienta de cayena a diario.
- Beba por la mañana un vaso de agua tibia con jengibre fresco rallado y un chorrito de jugo de limón para activar suavemente su metabolismo.
- Enriquezca sus batidos con cúrcuma y pimienta negra para aumentar la biodisponibilidad de la curcumina y beneficiarse de sus propiedades antiinflamatorias.
- Adorne sus ensaladas con hierbas frescas picadas como perejil, cilantro o menta para favorecer la digestión y estimular el metabolismo.
- Experimente con mezclas de especias que incluyan canela, cardamomo y clavo para dar un toque exótico a sus platos mientras apoya el metabolismo.
- Prepare un té de hierbas con romero y tomillo para estimular la quema de grasa y promover la claridad mental.
- Agregue unas gotas de extracto de semilla de pomelo a su agua para apoyar la flora intestinal y optimizar el metabolismo.
- Incorpore ortiga en su dieta, preparándola como té, sopa o espinacas, para impulsar el metabolismo y favorecer la desintoxicación.
- Utilice raíz de diente de león como sustituto del café para desintoxicar su hígado y apoyar el metabolismo.
- Beba diariamente té de mate para aumentar su energía y estimular el metabolismo.
- Disfrute de una taza de té verde con un trozo de chocolate negro (con al menos 70% de cacao) después de las comidas para favorecer la quema de grasa y potenciar el efecto antioxidante.

4. 2 Ritmo circadiano

Su metabolismo está estrechamente relacionado con su ritmo diario. Horarios irregulares de sueño y comidas alteran este ritmo y pueden llevar a problemas metabólicos, disminución de la calidad del sueño y un mayor riesgo de sobrepeso. También la forma de alimentarse y la distribución de las comidas a lo largo del día influyen de manera significativa en su metabolismo y equilibrio hormonal. Descubra cómo optimizar su ritmo diario y apoyar de manera óptima su cura metabólica vegetariana.

Un ritmo diario regular con horarios fijos para dormir y comer, alineado con el ritmo circadiano natural, optimiza el metabolismo y reduce el estrés.

Optimización del sueño

El sueño es esencial para un metabolismo saludable y la regeneración del cuerpo. La sincronización de los horarios de sueño y comida juega un papel crucial. Al restringir la ingesta de alimentos a una ventana específica del día, entre otras cosas a través del intermittierendes_fasten, se puede mejorar la metabolische_gesundheit [s70]. Comer durante el día y ayunar por la noche apoya la biología circadiana natural, lo que puede contribuir a un mejor metabolismo [s70]. Por el contrario, comer por la noche se asocia con una calidad y duración del sueño reducidas, lo que aumenta el riesgo de sobrepeso y enfermedades relacionadas [s70]. Los horarios de comida irregulares o la luz artificial alteran el circadianen_rhythmus y pueden llevar a enfermedades metabólicas [s71]. La ingesta de alimentos restringida en el tiempo, donde la ingesta de alimentos se limita a una ventana de tiempo específica, puede prevenir enfermedades metabólicas. Una ventana de comida de 8 a 10 horas ha mostrado efectos positivos en la salud metabólica en estudios, mientras que ventanas más cortas pueden no ser sostenibles a largo plazo [s72]. Cumplir con los ritmos circadianos en la ingesta de alimentos es crucial para maximizar los beneficios para la salud de la ingesta de alimentos restringida en el tiempo [s72]. Las dietas de ayuno pueden aumentar la duración del sueño en los días de ayuno, especialmente en las primeras semanas [s73]. Sin embargo, los efectos sobre la calidad del sueño son inconsistentes, algunos estudios no muestran cambios significativos [s73]. El ayuno durante el Ramadán, por ejemplo, puede llevar a una mayor somnolencia diurna y patrones de sueño alterados, como horarios de sueño y vigilia retrasados [s73]. Las dietas de ayuno pueden, en ciertos casos, ser utilizadas como terapia complementaria para trastornos del sueño [s73]. Los horarios de comida regulares estabilizan los ritmos circadianos y mejoran la salud metabólica [s71]. La interacción entre los ritmos circadianos y la ingesta de alimentos es importante para el mantenimiento de la salud y la prevención de enfermedades [s71]. Un ayuno nocturno más prolongado también puede ser una estrategia viable para mejorar la salud y prevenir enfermedades [s70]. En la dieta vegetariana, es importante asegurar la ingesta de nutrientes durante los horarios de comida para proporcionar al cuerpo lo que necesita y apoyar el metabolismo. Evitar las comidas tardías y establecer un ritmo de sueño-vigilia regular contribuye a una mejor calidad del sueño y un metabolismo saludable. Un ritmo de sueño fijo, con suficiente descanso de aproximadamente 7-8 horas por noche, apoya la regeneración del cuerpo y la regulación del equilibrio hormonal, lo que a su vez influye positivamente en el metabolismo.

Bueno saber

Enfermedades metabólicas

Las enfermedades metabólicas son trastornos en el metabolismo del cuerpo que pueden llevar a problemas como sobrepeso, diabetes o enfermedades cardiovasculares. Una cura metabólica vegetariana que tenga en cuenta el ritmo diario puede ayudar a reducir el riesgo de tales enfermedades.

Ingesta de alimentos restringida en el tiempo

En la ingesta de alimentos restringida en el tiempo, la ingesta de alimentos se limita a una ventana específica del día. En combinación con una dieta vegetariana, esto puede influir positivamente en el metabolismo y apoyar la pérdida de peso. Es importante asegurar la ingesta de nutrientes en esta ventana de tiempo.

Ritmo de sueño-vigilia

El ritmo de sueño-vigilia es el ciclo natural de sueño y vigilia, que está regulado por el ritmo circadiano. Un ritmo de sueño-vigilia regular es importante para la salud física y mental y puede ser apoyado por una cura metabólica vegetariana que tenga en cuenta el ritmo diario.

Distribución Ideal del Ciclo del Sueño

Distribución típica de las fases del sueño para un metabolismo optimizado.

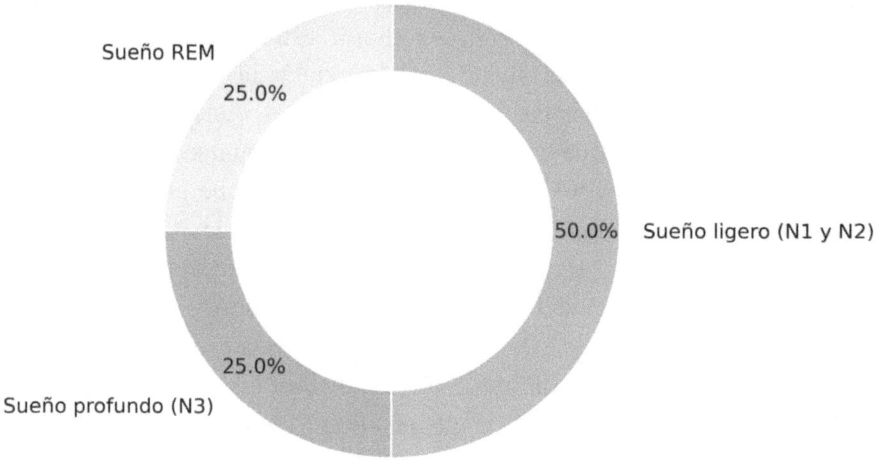

- SL: Sueño ligero (N1 y N2)
- SP: Sueño profundo (N3)
- SREM: Sueño REM

Un ciclo de sueño equilibrado, como se muestra, prioriza el sueño profundo para la restauración física y el sueño REM para las funciones cognitivas. Esta distribución apoya los procesos metabólicos y el bienestar general en una dieta vegetariana. Los posibles desequilibrios pueden indicar la necesidad de ajustes en la higiene del sueño.

Reducción del estrés

El estrés influye en el metabolismo y viceversa. Un ritmo diario alterado, como el que se produce por el trabajo en turnos o horarios de sueño irregulares, puede llevar al estrés oxidativo y a la resistencia a la insulina [s74]. El estrés oxidativo, a su vez, daña las células y los tejidos y contribuye al desarrollo de enfermedades crónicas. Para contrarrestar esto, la estabilización del ritmo diario a través de horarios regulares de sueño y comidas es fundamental. Una rutina diaria estructurada, con horarios fijos para las comidas y el sueño, puede ayudar al cuerpo a recuperar su ritmo natural y regular las hormonas del estrés. Así, un paseo al aire libre por la mañana, que ayuda al cuerpo a orientarse temporalmente gracias a la luz solar, o un ritual relajante por la noche antes de dormir, como leer un libro con luz tenue, pueden ayudar a estabilizar el zirkadianen_rhythmus. También la forma en que distribuimos nuestras comidas a lo largo del día juega un papel en nuestro metabolismo y equilibrio hormonal [s75]. Al concentrar la ingesta calórica, especialmente la de carbohidratos, en el mediodía y la primera tarde, podemos optimizar la liberación de insulina y evitar picos de glucosa en sangre. Además, el orden en que consumimos los alimentos dentro de una comida puede influir en la reacción glucémica. Comenzar con verduras ricas en fibra, seguido de alimentos ricos en proteínas y finalmente guarniciones ricas en almidón, puede contribuir a un nivel de glucosa en sangre más estable [s75]. Esta estrategia nutricional, en la que se ajusta la ingesta calórica tanto en el tiempo como en su composición, se denomina Crononutrición y puede considerarse un complemento a un estilo de vida que reduce el estrés.

Bueno saber

Crononutrición

La crononutrición se ocupa de la influencia del momento de la ingesta de alimentos en el metabolismo. En el contexto de una dieta vegetariana para el metabolismo, la distribución intencionada de la ingesta de nutrientes a lo largo del día, por ejemplo, a través de comidas ricas en carbohidratos al mediodía, puede optimizar el metabolismo y promover la pérdida de peso.

Reacción glucémica

La reacción glucémica describe cuán fuertemente un alimento influye en el nivel de azúcar en sangre. En una dieta vegetariana para el metabolismo, es importante elegir alimentos con baja reacción glucémica para evitar picos de glucosa y mantener el metabolismo estable. El orden de los alimentos dentro de una comida puede influir en la reacción glucémica.

Resistencia a la insulina

La resistencia a la insulina significa que las células del cuerpo ya no responden adecuadamente a la hormona insulina, lo que lleva a niveles elevados de azúcar en sangre. Un ritmo diario estructurado con horarios fijos de comidas puede mejorar la sensibilidad a la insulina y, por lo tanto, apoyar el metabolismo en el contexto de una dieta vegetariana para el metabolismo.

Actividades Diarias para la Reducción del Estrés

Asignación de tiempo para actividades de reducción del estrés.

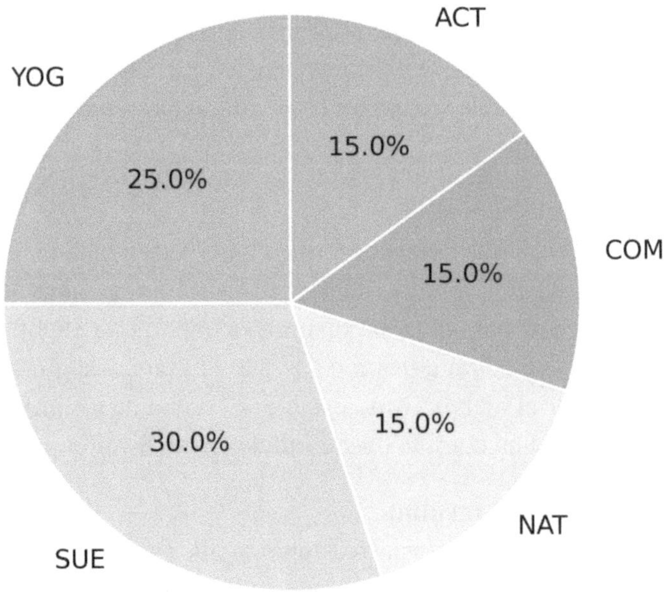

ACT: Relajación Activa (ej. ejercicio ligero)

COM: Alimentación y Cocina Consciente

NAT: Tiempo en la Naturaleza

SUE: Sueño (7-8 horas)

YOG: Yoga y Meditación

Se evidencia un enfoque equilibrado para la reducción del estrés, con un enfoque significativo en prácticas conscientes como el yoga y la meditación. El sueño adecuado juega un papel crucial, mientras que la relajación activa y el tiempo en la naturaleza contribuyen al bienestar general. Esta distribución sugiere un enfoque holístico para el manejo del estrés, incorporando el bienestar físico, mental y emocional.

Consejos concretos

- Sincroniza tu ritmo diario con la luz solar. Levántate con el amanecer y atenúa la luz por la noche para ajustar tu reloj interno.
- Come tu comida principal cuando el sol esté en su punto más alto. Así aprovecharás la energía natural del día de manera óptima para la digestión.
- Incorpora una "comida-luz" en tu día. Disfruta conscientemente de una pequeña porción de tu comida favorita a la luz del sol para estimular el metabolismo.
- Bebe por la mañana un vaso de agua con un poco de sal marina. Esto apoya la producción hormonal natural y el metabolismo.
- Muévete rítmicamente a lo largo del día. Incorpora paseos cortos o ejercicios de estiramiento en tu rutina laboral.
- Conecta tus comidas con un ritual de respiración consciente. Respira profundamente antes de comer para apoyar la digestión.
- Escucha a tu cuerpo y come solo cuando realmente tengas hambre. Ignora los horarios fijos de comida si tu cuerpo no necesita alimento.
- Varía tu ventana de alimentación. Experimenta con tiempos de comida más largos y más cortos para encontrar tu ritmo óptimo.
- Establece un ritmo nocturno fijo. Una taza de té de hierbas y un buen libro te ayudarán a relajarte y preparar el sueño.
- Pasa la última hora antes de dormir en la oscuridad o a la luz de las velas. Esto fomenta la producción de melatonina y te prepara para un sueño reparador.

4. 3 Métodos de activación

Las aplicaciones de cambio ofrecen diversas oportunidades para optimizar el metabolismo vegetariano. Diferentes combinaciones de nutrientes, la rotación de frutas y verduras, así como variaciones en la preparación, influyen en la absorción y utilización de nutrientes. Un suministro equilibrado de todos los nutrientes esenciales y la prevención de deficiencias son desafíos centrales. Las técnicas de respiración complementan la dieta vegetariana y ofrecen más vías para la regulación del metabolismo. Ejercicios de respiración específicos influyen en la absorción de oxígeno y pueden apoyar así la producción de energía y la quema de nutrientes. Las técnicas de relajación reducen el estrés, que puede afectar negativamente al metabolismo. Descubra a continuación cómo integrar estas metodologías de manera efectiva en su vida vegetariana diaria y mejorar de forma sostenible sus procesos metabólicos.

La variedad es la clave para la optimización del metabolismo: varía tu dieta vegetariana mediante el cambio intencionado de alimentos, grupos de nutrientes, métodos de preparación y complétala con diversas técnicas de respiración y relajación.

Aplicaciones alternas

Las aplicaciones alternas en el contexto de una dieta vegetariana pueden tener varios efectos positivos sobre el metabolismo. No se trata de un constante vaivén entre la dieta vegetariana y la no vegetariana, sino de variaciones *dentro* del plan de comidas vegetariano. A través del cambio intencionado de ciertos grupos de alimentos o combinaciones de nutrientes, se pueden optimizar los procesos metabólicos y contrarrestar los procesos inflamatorios [s76]. Un enfoque consiste en variar la ingesta de ciertos macronutrientes, como carbohidratos y proteínas, en diferentes días. Así, en algunos días el enfoque podría estar en komplexen_kohlenhydraten de productos integrales, legumbres y verduras, mientras que en otros días los alimentos ricos en proteínas como tofu, tempeh, nueces y semillas estarían en primer plano. Esta adaptación cíclica de la ingesta de nutrientes puede estimular el metabolismo y al mismo tiempo evitar un suministro unidimensional de nutrientes. Otro aspecto de las aplicaciones alternas se refiere a la rotación intencionada de diferentes tipos de verduras y frutas dentro de la dieta vegetariana. De este modo, el cuerpo se beneficia de una amplia gama de vitaminas, minerales y sekundaeren_pflanzenstoffen.

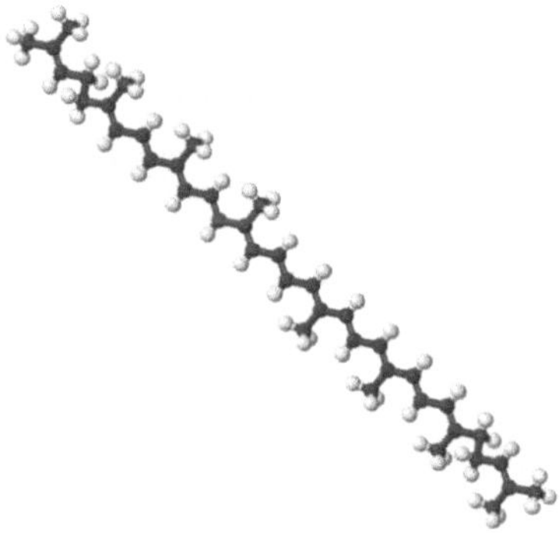

Licopeno [i39]

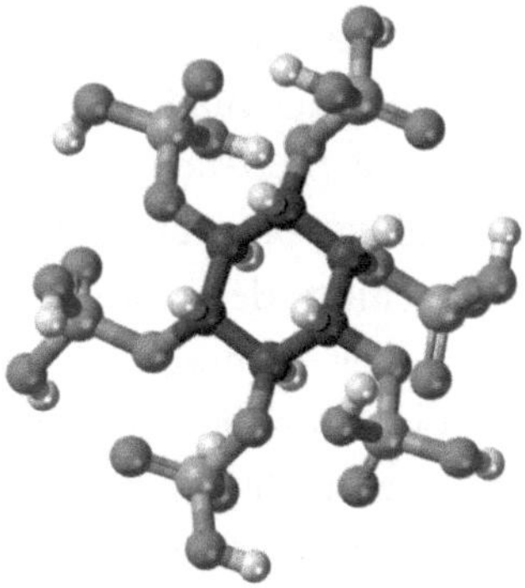

Ácido fítico [i40]

Las verduras crucíferas como el brócoli y la coliflor contienen, por ejemplo, glucosinolatos, que se les atribuyen propiedades desintoxicantes, mientras que las bayas son ricas en antioxidantes. Al rotar regularmente dentro de estos grupos de alimentos, se optimiza el suministro de nutrientes y se maximiza el efecto positivo sobre el metabolismo. Además, el cambio entre alimentos crudos y cocidos puede influir en la biodisponibilidad de ciertos nutrientes. Por ejemplo, el licopeno soluble en grasa en los tomates cocidos es más disponible que en los crudos. Las aplicaciones alternas también pueden mejorar la absorción de hierro y zinc, dos nutrientes que en las dietas vegetarianas pueden ser críticos. Al combinar alimentos ricos en hierro como las lentejas con alimentos ricos en vitamina C como el pimiento, se aumenta la absorción de hierro. La ácido fítico, que se encuentra en los cereales y legumbres, puede inhibir la absorción de zinc. A través de la remojo, germinación o fermentación de estos alimentos, se puede reducir el contenido de ácido fítico y mejorar la disponibilidad de zinc. Estas estrategias de aplicación alterna ayudan a garantizar un suministro adecuado de todos los nutrientes esenciales. También el método de preparación ofrece oportunidades para aplicaciones alternas. Cocer al vapor, freír, asar o blanquear: cada método de cocción altera el contenido de nutrientes y la digestibilidad de los alimentos. La variedad en la preparación no solo proporciona diversidad de sabores, sino que también contribuye a una óptima absorción de nutrientes. La combinación de diferentes métodos de preparación permite aprovechar las ventajas de cada uno. Así, al cocer al vapor se conservan muchas vitaminas solubles en agua, mientras que al freír se generan intensos aromas de tostado. Es importante alternar los diferentes métodos de cocción a lo largo de la semana para absorber la mayor variedad posible de nutrientes y apoyar óptimamente el metabolismo.

Ácido fítico

El ácido fítico puede inhibir la absorción de minerales, por lo que es importante reducirlo mediante remojo o germinación.

Adaptación cíclica

La adaptación cíclica de la ingesta de nutrientes previene deficiencias y apoya el metabolismo.

Aplicaciones alternas

Las aplicaciones alternas ayudan a estimular el metabolismo al proporcionar diferentes nutrientes y afectar positivamente la variedad de alimentos.

Biodisponibilidad

La biodisponibilidad indica cuán bien el cuerpo puede absorber nutrientes de los alimentos, lo que es crucial para la efectividad de la dieta de metabolismo.

Licopeno

El licopeno es un antioxidante que se encuentra en los tomates y puede ser mejor absorbido por el cuerpo al cocinar.

Macronutrientes

Carbohidratos, proteínas y grasas son macronutrientes que se consumen en cantidades variables en la dieta vegetariana para estimular el metabolismo.

Eficacia de los métodos de transición vegetariana

Comparación de varios enfoques para adoptar una dieta vegetariana

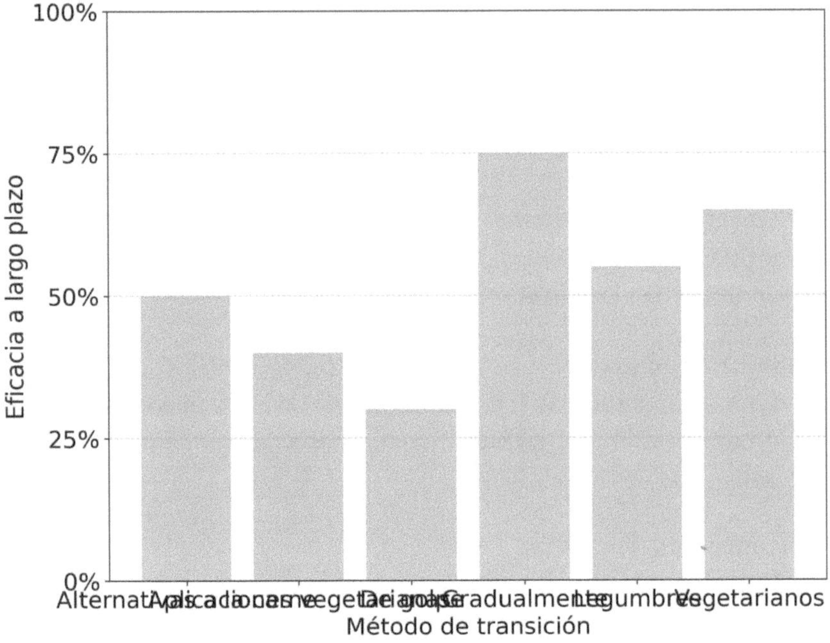

Alt: Alternativas a la carne

App: Aplicaciones vegetarianas

Col: De golpe

Gra: Reducir la carne gradualmente

Leg: Legumbres

Veg: Vegetarianos

Las transiciones graduales parecen ser más sostenibles, y los métodos 'Reducir la carne gradualmente' y 'Días vegetarianos' muestran una mayor eficacia. Si bien 'De golpe' muestra un éxito inicial, la menor eficacia a largo plazo sugiere que puede ser difícil de mantener para muchas personas. Centrarse en grupos de alimentos específicos, como reemplazar la carne con legumbres o explorar alternativas a la carne, también pueden ser estrategias relativamente eficaces.

Técnicas de respiración

Las técnicas de respiración ofrecen diversas oportunidades para influir positivamente en el metabolismo y complementar los efectos de una dieta vegetariana. Los ejercicios de respiración, comparables a las variaciones ya mencionadas en el plan de alimentación, pueden ser utilizados de manera específica para optimizar la absorción y utilización de oxígeno en el cuerpo. Así, ciertas técnicas de respiración, como la respiración Ujjayi practicada en yoga, fomentan un mayor consumo de oxígeno y pueden aumentar la eficiencia metabólica [s77]. Este efecto es comparable a la estimulación del metabolismo mediante la adaptación cíclica de la ingesta de nutrientes. A través del control consciente de la respiración, se puede mejorar el suministro de oxígeno al cuerpo, lo que a su vez apoya la producción de energía en las células y la quema de nutrientes. Respiraciones profundas y lentas fomentan la relajación y pueden reducir la presión arterial [s78]. Esto es especialmente beneficioso en el contexto de una dieta vegetariana, ya que a menudo se asocia con una presión arterial más baja. Las técnicas de respiración pueden, por lo tanto, ayudar a mantener la presión arterial en un rango saludable. Además de la respiración Ujjayi, existen otras técnicas, como la respiración alterna (Nadi Shodhana) o la respiración abdominal, que tienen diferentes efectos en el cuerpo y pueden ser utilizadas según sea necesario. Mientras que la respiración Ujjayi estimula el metabolismo, la respiración abdominal tiene un efecto calmante y reduce el estrés. Integrar estos ejercicios de respiración regularmente en la vida diaria, por ejemplo, por la mañana al levantarse o por la noche antes de dormir, puede contribuir a una mejora a largo plazo del metabolismo y del bienestar general. La combinación de asanas (ejercicios corporales), pranayama (técnicas de respiración) y meditación conduce a una profunda relajación y puede, a diferencia de la respiración Ujjayi aislada, reducir el consumo de oxígeno [s77]. Esta combinación tiene un efecto más regenerador y puede ser practicada, por ejemplo, después de una intensa sesión de entrenamiento o al final de un día agotador, para ayudar al cuerpo en su recuperación. Al igual que con la variación de alimentos y métodos de preparación, la diversidad de técnicas de respiración también ofrece la posibilidad de abordar de manera específica las necesidades individuales del cuerpo y apoyar el metabolismo de manera integral. Así, mediante la selección y combinación específicas de ejercicios de respiración, se puede lograr un efecto sinérgico con la dieta vegetariana que promueva la salud y el bienestar.

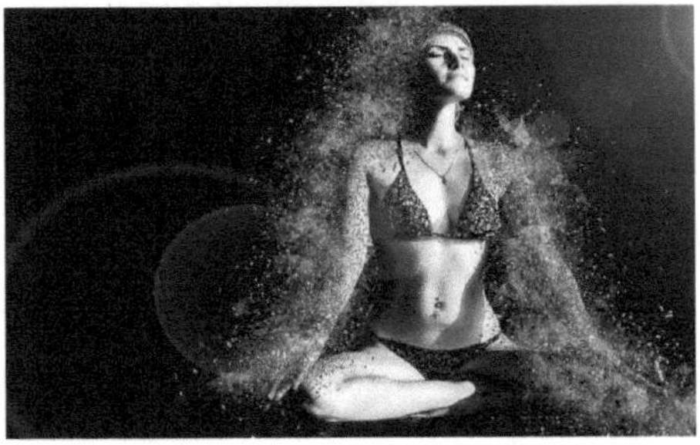

Asana [i41]

Bueno saber

Meditación

La meditación reduce el estrés y promueve la calma interior. Esto puede disminuir los niveles de cortisol y así influir positivamente en el metabolismo, especialmente en relación con una dieta vegetariana.

Respiración abdominal

La respiración abdominal fomenta la relajación y reduce el estrés, lo que puede tener un efecto positivo en el equilibrio hormonal y el metabolismo durante una dieta vegetariana.

Respiración alterna

La respiración alterna (Nadi Shodhana) armoniza el flujo de energía en el cuerpo y puede mejorar la absorción de nutrientes de la dieta vegetariana.

Respiración Ujjayi

La respiración Ujjayi puede estimular el metabolismo a través de un mayor consumo de oxígeno y así apoyar la quema de grasa en el marco de una dieta vegetariana.

Frecuencia respiratoria y tasa metabólica

Correlación entre la frecuencia respiratoria y la tasa metabólica durante diferentes ejercicios de respiración.

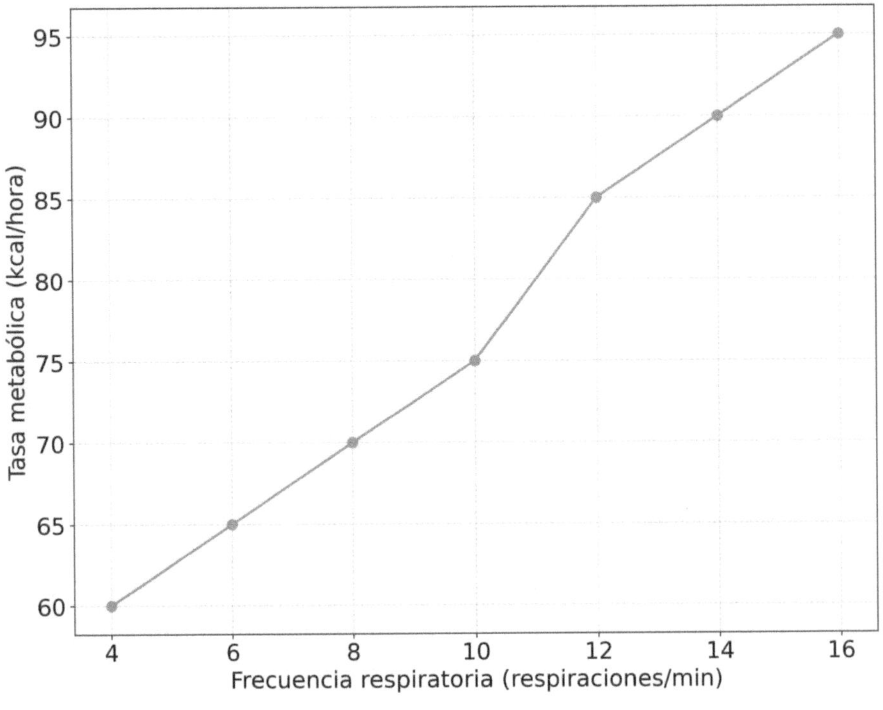

Las técnicas de respiración más lentas y profundas, como la respiración de caja, se correlacionan con una tasa metabólica más baja, lo que sugiere un estado de relajación. Las técnicas de respiración más rápidas y superficiales, como la respiración estimulante, se correlacionan con una tasa metabólica más alta, lo que indica una mayor actividad. Esto sugiere que el control consciente de la respiración puede influir en la actividad metabólica.

Ejercicios de relajación

Los ejercicios de relajación complementan los métodos de activación ya descritos y la dieta vegetariana, al reducir el estrés de manera específica y promover el equilibrio interno. La meditación, que incluye diversas técnicas como contemplación, atención enfocada o movimiento meditativo, actúa en múltiples niveles, desde los sentidos hasta las emociones [s79]. Puede ayudar a encontrar la calma interior y reducir el estrés, lo que a su vez tiene efectos positivos en el metabolismo y el bienestar general [s79]. Así, la meditación regular no solo puede disminuir la presión arterial y la frecuencia cardíaca, sino también mejorar la función cerebral y la atención [s79]. Un ejemplo de esto es la meditación caminando, donde la atención se dirige conscientemente al proceso de movimiento y las sensaciones en el cuerpo. A largo plazo, la meditación puede incluso llevar a un aumento de la materia gris en el cerebro, lo que se correlaciona con un mejor rendimiento cognitivo [s79]. También se promueve la actividad de la telomerasa, que se asocia con la desaceleración del proceso de envejecimiento, a través de la meditación [s79]. Además de la meditación, las intervenciones basadas en yoga, que combinan ejercicios de respiración, posturas corporales (asanas) y meditación, ofrecen oportunidades para la reducción del estrés y la mejora del tono parasimpático [s80]. Los estudios muestran que tales prácticas pueden aliviar los síntomas depresivos y mejorar la regulación emocional [s80]. La cultivación específica de emociones positivas, por ejemplo, a través de meditación de compasión, puede aumentar el tono vagal y fortalecer la conexión emocional [s80]. Al igual que la variación en la ingesta de nutrientes y métodos de preparación en la dieta vegetariana, la diversidad de métodos de relajación ofrece un amplio espectro de posibilidades para considerar las necesidades individuales y armonizar cuerpo y mente. La integración de ejercicios de relajación en la vida cotidiana, ya sea a través de breves sesiones de meditación, prácticas de yoga o momentos de atención plena a lo largo del día, puede así contribuir de manera valiosa a la salud integral y a un metabolismo equilibrado.

Bueno saber

Contemplación

La contemplación, una forma de meditación, puede fomentar la atención a las sensaciones de hambre y saciedad, contribuyendo así a una ingesta de alimentos más consciente durante la dieta.

Meditación de compasión

La meditación de compasión puede fomentar emociones positivas, reducir el estrés y así estabilizar el equilibrio hormonal, lo que apoya el éxito de la dieta vegetariana.

Parasimpático

El parasimpático es una parte del sistema nervioso vegetativo, responsable de la relajación y la regeneración. A través de ejercicios de relajación se estimula, lo que influye positivamente en la digestión y el metabolismo.

Tono vagal

El tono vagal describe la actividad del nervio vago, un componente importante del parasimpático. Un aumento del tono vagal tiene un efecto positivo en la regulación del estrés y la sensación de saciedad, lo que es beneficioso en una dieta vegetariana.

Relajación vs. Activación (Metabolismo Vegetariano)

Impacto de las técnicas de relajación en los niveles de activación metabólica.

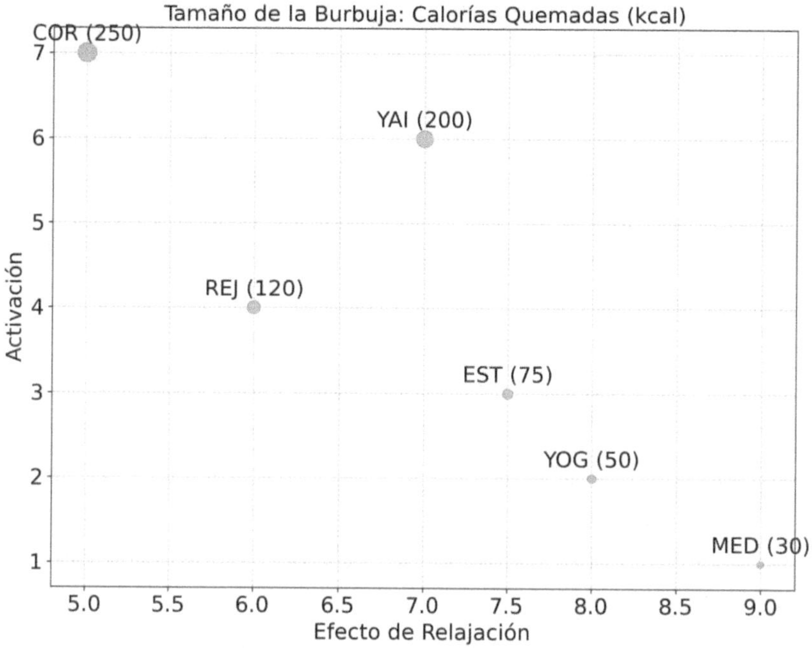

Blasengröße: Calorías Quemadas (kcal)

COR: Correr

EST: Estiramiento

MED: Meditación

REJ: Ejercicios de Respiración

YAI: Yoga de Alta Intensidad

YOG: Yoga

Las actividades suaves como el Yoga y la Meditación muestran una fuerte correlación positiva con la relajación y una mínima activación metabólica. Por el contrario, las actividades de alta intensidad, a pesar de contribuir a la relajación, aumentan significativamente la activación metabólica. Esto sugiere que para un equilibrio metabólico óptimo en una dieta vegetariana, una combinación de métodos de relajación suaves e intensos podría ser beneficiosa. Priorizar los ejercicios de menor intensidad podría ser particularmente útil para aquellos que buscan reducir la tensión metabólica mientras maximizan la relajación.

Consejos concretos

- Alterna entre formas de movimiento intensas y suaves, como el yoga y el entrenamiento de fuerza, para mantener tu metabolismo flexible.
- Experimenta con el orden de tus comidas. Por ejemplo, desayuna de manera contundente y cena ligero para establecer nuevos estímulos metabólicos.
- Incorpora un masaje con cepillo en tu rutina diaria para estimular la circulación y el flujo linfático, activando así el metabolismo.
- Varía mínimamente tus horarios de sueño durante la semana para acostumbrar al cuerpo a ritmos cambiantes y fomentar la flexibilidad metabólica.
- Aprovecha el poder de la música. Escucha música rítmica mientras cocinas y comes para influir positivamente en tu estado de ánimo y tu metabolismo.
- Crea un ancla olfativa. Asocia un aroma específico con tus comidas para condicionar la digestión y el metabolismo.
- Come al aire libre siempre que sea posible. El aire fresco y la luz solar apoyan tu metabolismo y tu bienestar.
- ¡Ríe! Reír estimula la respiración y el metabolismo, liberando hormonas de la felicidad.
- Pasa tiempo con seres queridos. Los contactos sociales positivos reducen el estrés y fomentan un metabolismo saludable.
- Incorpora un baño de pies diario en tu rutina. Alterna entre chorros de agua caliente y fría para estimular la circulación y el metabolismo.
- Reflexiona sobre tus progresos y logros. Lleva un diario para documentar tu desarrollo y fortalecer tu motivación.

Revisión - 4. Optimización del metabolismo

Una cura metabólica vegetariana le ofrece la oportunidad de mejorar su salud y bienestar de manera sostenible. La clave del éxito radica en un enfoque holístico que, además de la alimentación, considera aspectos como el sueño, la gestión del estrés y la respiración consciente. Comience optimizando su dieta, apostando por una variedad de alimentos vegetales. Integre especias termogénicas como chile, jengibre, cúrcuma y canela en sus comidas para estimular su metabolismo. Sin embargo, preste atención a un uso moderado, especialmente con especias que contengan ingredientes potencialmente problemáticos. Concéntrese en carbohidratos complejos de productos integrales, legumbres y verduras, así como en fuentes ricas en proteínas como tofu, tempeh, nueces y semillas. Varíe su ingesta alimentaria, alternando entre días de mayor consumo de carbohidratos y días de mayor ingesta de proteínas. La preparación también juega un papel importante: experimente con diferentes métodos de cocción para optimizar la biodisponibilidad de los nutrientes y aportar variedad a su dieta. Así se asegurará de que recibe todos los nutrientes esenciales en cantidades adecuadas.

Además de la alimentación, la calidad del sueño desempeña un papel crucial en su metabolismo. Establezca un ritmo regular de sueño-vigilia y asegúrese de dormir lo suficiente, alrededor de 7-8 horas por noche. La ingesta de alimentos en un tiempo limitado, como el ayuno intermitente, puede apoyar aún más su salud metabólica. Evite las comidas tardías y concentre su ingesta de alimentos en un intervalo de tiempo definido de 8-10 horas al día. Esto no solo le ayudará a regular su metabolismo, sino también a estabilizar su ritmo circadiano natural.

La gestión del estrés es otro factor importante para la optimización metabólica. Integre técnicas de relajación como la meditación, el yoga o caminatas conscientes en la naturaleza en su vida diaria. También los ejercicios de respiración consciente, como la respiración abdominal o la respiración alterna, pueden ayudarle a reducir el estrés y fortalecer su equilibrio interno. Mantenga una rutina diaria estructurada con horarios fijos para las comidas, el sueño y la relajación. De este modo, podrá ayudar a su cuerpo a recuperar su ritmo natural y regular las hormonas del estrés.

La implementación de estas recomendaciones puede variar según sus circunstancias y preferencias individuales. Comience de manera gradual y concéntrese primero en las áreas que le resulten más fáciles. Sea paciente consigo mismo y permítase también retrocesos. Lo importante es que desarrolle a largo plazo un estilo de vida que se adapte a usted y le ayude a mejorar su salud metabólica de manera sostenible. Con un enfoque holístico que combine alimentación, sueño, gestión del estrés y respiración consciente, podrá llevar a cabo su cura metabólica con éxito y mejorar su calidad de vida. Experimentará más energía, una mejor concentración y un mayor bienestar.

5. Éxito a largo plazo

¿Cuántas veces ha comenzado una dieta, solo para volver a caer en viejos hábitos poco después del éxito? La clave para una reducción de peso duradera no radica en la privación a corto plazo, sino en la reestructuración sistemática de la alimentación. Una cura metabólica vegetariana ofrece el marco ideal para cambios sostenibles. Las nuevas rutinas se integran paso a paso en la vida cotidiana y estabilizan el metabolismo de manera natural. Lo que aprenderá en los próximos treinta días cambiará fundamentalmente su relación con la alimentación.

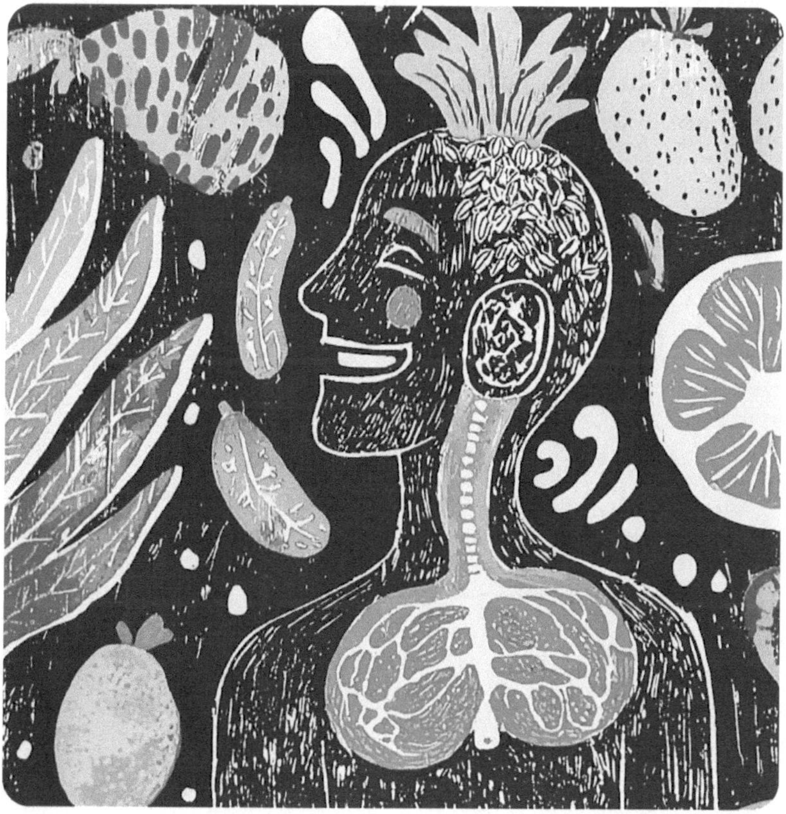

5. 1 Concepto de treinta días

Un programa de 30 días ofrece estructura y apoya el establecimiento de nuevos hábitos alimenticios vegetarianos en el marco de una cura metabólica. La limitación temporal fomenta la motivación y ayuda a hacer visibles los primeros éxitos, lo que fortalece la disciplina. Al mismo tiempo, este enfoque presenta desafíos, como la superación de obstáculos cotidianos o la integración óptima de nuevas recetas y alimentos. La percepción consciente de su propio cuerpo y sus reacciones ante el cambio de dieta permite ajustes individuales. Así, puede desarrollar a largo plazo un comportamiento alimenticio más saludable y adaptar la cura metabólica vegetariana a sus necesidades personales. Descubra en el siguiente capítulo cómo puede dominar con éxito el desafío de 30 días y beneficiarse a largo plazo de una alimentación vegetariana.

30 días son suficientes para establecer nuevos hábitos y sentar las bases para un cambio de alimentación a largo plazo.

Desafío de 30 días

Un programa de 30 días, diseñado específicamente en el contexto de una dieta vegetariana para optimizar el metabolismo, ofrece estructura y apoya el establecimiento de nuevos hábitos alimenticios. La limitación temporal fomenta la motivación y ayuda a hacer visibles los primeros éxitos, lo que a su vez fortalece la disciplina. Este efecto de retroalimentación positiva puede aumentar la probabilidad de mantener el cambio de dieta a largo plazo. Un enfoque estructurado como este también puede ayudar a enfrentar dificultades y obstáculos en la vida cotidiana. Al concentrarse en un período determinado, se pueden probar sistemáticamente nuevas recetas y técnicas de preparación para integrar la dieta vegetariana de manera óptima en la vida diaria. Por ejemplo, se podría probar un nuevo desayuno vegetariano cada día en la primera semana, nuevos almuerzos en la segunda semana, y así sucesivamente. Esto no solo aporta variedad al menú, sino que también se aprenden valiosas habilidades culinarias y se descubren diversos sabores. Otra ventaja de un programa de 30 días radica en la posibilidad de percibir conscientemente el propio cuerpo y sus reacciones a la nueva dieta. ¿Cómo afecta la alimentación vegetariana al nivel de energía, la digestión o el bienestar general? A través de la reflexión regular sobre estos aspectos, se pueden realizar ajustes individuales y adaptar la dieta de manera óptima a las necesidades personales. La reflexión consciente sobre los propios hábitos alimenticios conduce a una mayor conciencia de las interrelaciones entre la alimentación y la salud. Así, un programa de 30 días también puede contribuir a desarrollar un comportamiento alimenticio más saludable a largo plazo. Estudios muestran que incluso cambios dietéticos a corto plazo, como un aumento en la ingesta de alimentos vegetales, pueden tener efectos positivos sobre la presión arterial y los niveles de colesterol. Este conocimiento puede motivar adicionalmente y apoyar la implementación de la dieta vegetariana para optimizar el metabolismo.

La experiencia de un programa como este puede servir como base para un cambio de dieta a largo plazo y sostenible.

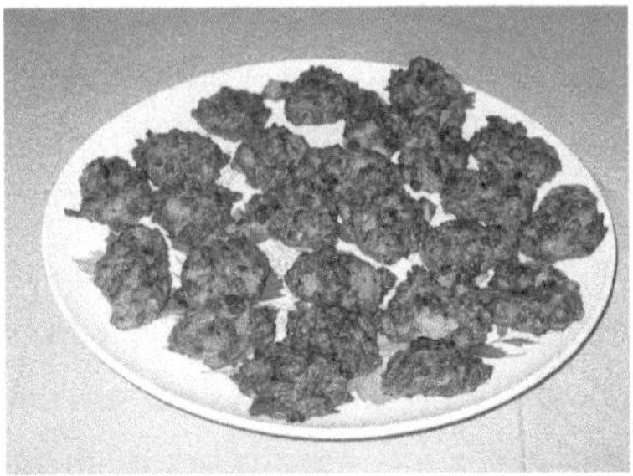

Recetas [i42]

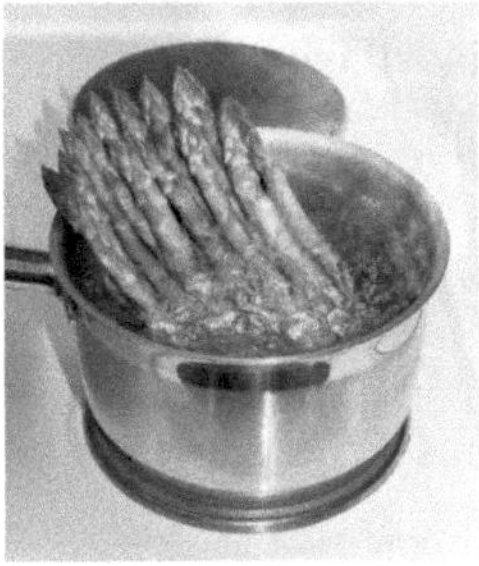

Técnicas de cocina [i43]

Progreso de reinicio metabólico vegetariano de 30 días

Tendencias simuladas de peso y nivel de energía durante un reinicio metabólico vegetariano de 30 días.

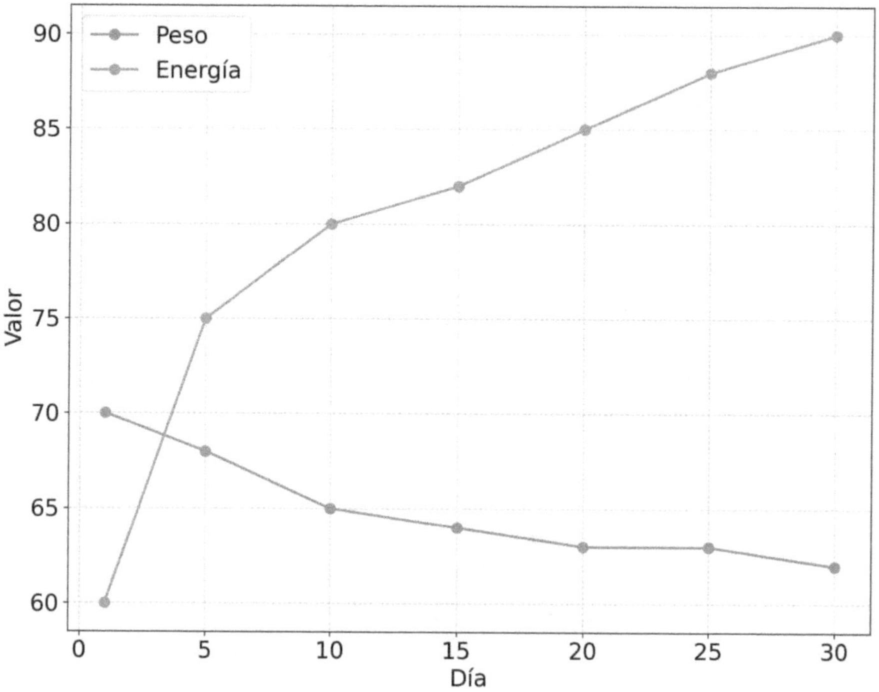

Los datos sugieren una correlación positiva entre el tiempo y los niveles de energía, lo que indica una mayor vitalidad a medida que avanza el programa. El peso muestra una disminución inicial, seguida de un período de estabilización, lo que podría reflejar la adaptación al nuevo régimen dietético.

Diseño de la transición

La fase de transición hacia una dieta vegetariana en el marco de una cura de metabolismo requiere una planificación cuidadosa. Un cambio abrupto puede llevar a molestias digestivas, deficiencias nutricionales o pérdida de motivación. En su lugar, se recomienda una transición gradual de los hábitos alimenticios. Comience, por ejemplo, reemplazando la carne y el pescado por alternativas vegetarianas en ciertos días de la semana. Aumente lentamente la frecuencia de estos días vegetarianos. De este modo, el cuerpo puede acostumbrarse a la nueva composición de nutrientes. Paralelamente, es aconsejable familiarizarse con los fundamentos de la alimentación vegetariana. Infórmese sobre diversas fuentes de proteínas como legumbres, tofu o nueces e intégralas regularmente en su plan de comidas. Preste especial atención a una ingesta adecuada de micronutrientes como la vitamina B12, hierro y ácidos grasos omega-3, que se encuentran en mayores cantidades en productos de origen animal. Estos nutrientes pueden ser aportados a través de alimentos específicos, como leches vegetales enriquecidas o algas, o, si es necesario, mediante suplementos alimenticios. La planificación de las comidas también juega un papel importante en la fase de transición. Elabore planes semanales con platos vegetarianos variados. Esto no solo facilita las compras, sino que también ayuda a evitar refrigerios poco saludables. Experimente con nuevas recetas y especias para hacer que la cocina vegetariana sea variada y placentera. Por ejemplo, puede utilizar legumbres en sopas, guisos o ensaladas, o preparar tofu de diferentes maneras, como frito, a la parrilla o marinado. Una dieta bien planificada apoya la adaptación del metabolismo a la dieta vegetariana y previene posibles deficiencias. Junto con el cambio en la alimentación, otras medidas pueden facilitar la transición. El intercambio con personas afines, ya sea en foros en línea o grupos de autoayuda, ofrece motivación y consejos prácticos. También los cursos de cocina o las consultas nutricionales pueden brindar un apoyo valioso. No solo transmiten conocimientos sobre la alimentación vegetariana, sino que también ayudan a enfrentar desafíos individuales. Un enfoque consciente hacia el propio

cuerpo es especialmente importante en la fase de transición. Preste atención a señales como el hambre y la saciedad y ajuste su dieta en consecuencia. Documente sus hábitos alimenticios y observe cómo la dieta vegetariana afecta su bienestar. Así podrá optimizar su alimentación de manera individual y hacer que la transición a un estilo de vida vegetariano sea exitosa.

Bueno saber

Deficiencia nutricional

Una deficiencia nutricional en el marco de una cura de metabolismo vegetariana puede surgir si nutrientes importantes como la vitamina B12, hierro o ácidos grasos omega-3 no se obtienen adecuadamente a través de la alimentación. Una selección de alimentos específica y, si es necesario, suplementos alimenticios son importantes para evitar deficiencias.

Fase de transición

Dentro del concepto de treinta días, la fase de transición es el cambio gradual hacia una dieta vegetariana, para acostumbrar al cuerpo a la nueva forma de alimentación y prevenir deficiencias.

Suplementos alimenticios

Los suplementos alimenticios pueden ser útiles en el concepto de treinta días para asegurar un suministro adecuado de nutrientes críticos como la vitamina B12 o los ácidos grasos omega-3, que pueden ser más difíciles de obtener con una dieta exclusivamente vegetal.

Distribución de la Fase de Optimización Metabólica Vegetariana de 30 Días

Desglose de fases de un programa metabólico vegetariano de 30 días.

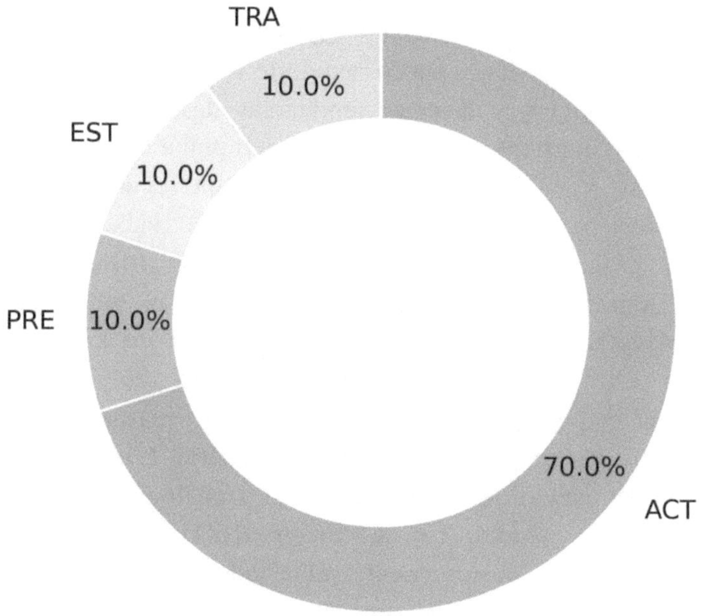

ACT: Fase Activa

PRE: Fase de Preparación

EST: Fase de Estabilización

TRA: Fase de Transición

La mayor parte del programa está dedicada a la 'Fase Activa', enfatizando la adherencia dietética constante y el apoyo metabólico. La 'Fase de Preparación' permite una transición más suave al programa, mientras que la 'Fase de Estabilización' se enfoca en mantener los resultados a largo plazo y prevenir el aumento de peso de rebote. La 'Fase de Transición' más corta cierra la brecha entre la pérdida de peso activa y el mantenimiento a largo plazo.

Control del éxito

El control del éxito en una dieta vegetariana de metabolismo durante 30 días abarca diversas estrategias que le ayudan a seguir su progreso y mantener su motivación. La documentación de su alimentación juega un papel central. Anote sus comidas diarias, entre otras cosas, cantidades e ingredientes, para mantener un control sobre su ingesta de nutrientes y realizar ajustes si es necesario. Esto puede ayudarle a identificar patrones en sus hábitos alimenticios y detectar tendencias desfavorables, como la falta de ciertos nutrientes, de manera temprana. Además, puede registrar su peso y medidas corporales de forma regular. Estos datos proporcionan una base objetiva para evaluar la efectividad de la dieta y visualizar su progreso. Como se menciona en la fuente [s81], los participantes lograron una alta adherencia de casi el 99% durante el período de ayuno, lo que subraya la importancia de los programas estructurados. Otro aspecto del control del éxito es la percepción subjetiva de su bienestar. Observe cómo la dieta vegetariana afecta su nivel de energía, su digestión y su bienestar general. Lleve un diario en el que registre su estado de ánimo, su sueño y cualquier cambio físico. También aquí, el estudio en la fuente [s81] muestra que los participantes evaluaron positivamente su estado de ánimo y saciedad durante el ayuno, lo que indica una buena tolerancia. Al considerar tanto datos objetivos como sensaciones subjetivas, obtendrá una imagen completa de su progreso y podrá adaptar la dieta vegetariana de metabolismo a sus necesidades individuales. Un plan de alimentación estructurado de 30 días, similar al programa de ayuno descrito en la fuente [s81], puede ayudar a fomentar la motivación y aumentar las posibilidades de éxito.

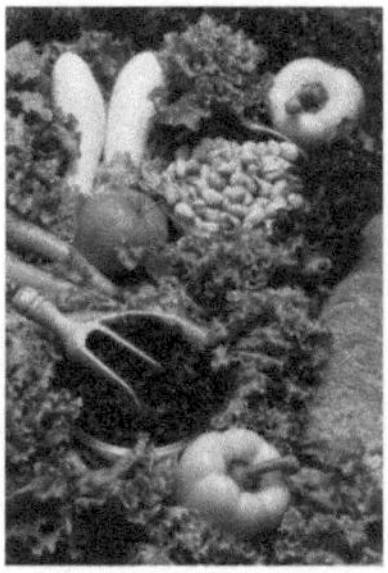

hábito alimenticio [i44]

Bueno saber

Bienestar

El bienestar describe la percepción subjetiva de salud y satisfacción. En el marco de la dieta de metabolismo, el bienestar puede verse influenciado por factores como el aumento de energía, la mejora de la digestión y un estado de ánimo positivo.

Digestión

La digestión es el proceso mediante el cual los alimentos se descomponen en el cuerpo y se absorben los nutrientes. Una digestión saludable es importante para una óptima provisión de nutrientes y el bienestar general durante la dieta vegetariana de metabolismo.

Hábitos alimenticios

Los hábitos alimenticios abarcan todos los comportamientos y rutinas relacionados con la ingesta de alimentos. En el contexto de la dieta de metabolismo, se trata de identificar hábitos alimenticios desfavorables y cambiarlos mediante decisiones conscientes para lograr un cambio dietético sostenible.

Ingesta de nutrientes

La ingesta de nutrientes se refiere a la cantidad y tipo de nutrientes que se obtienen a través de la dieta vegetariana. Durante la dieta de metabolismo, es importante asegurar una ingesta adecuada de todos los nutrientes esenciales para evitar deficiencias y proporcionar al cuerpo lo que necesita.

Dieta metabólica vegetariana - Progreso de 30 días

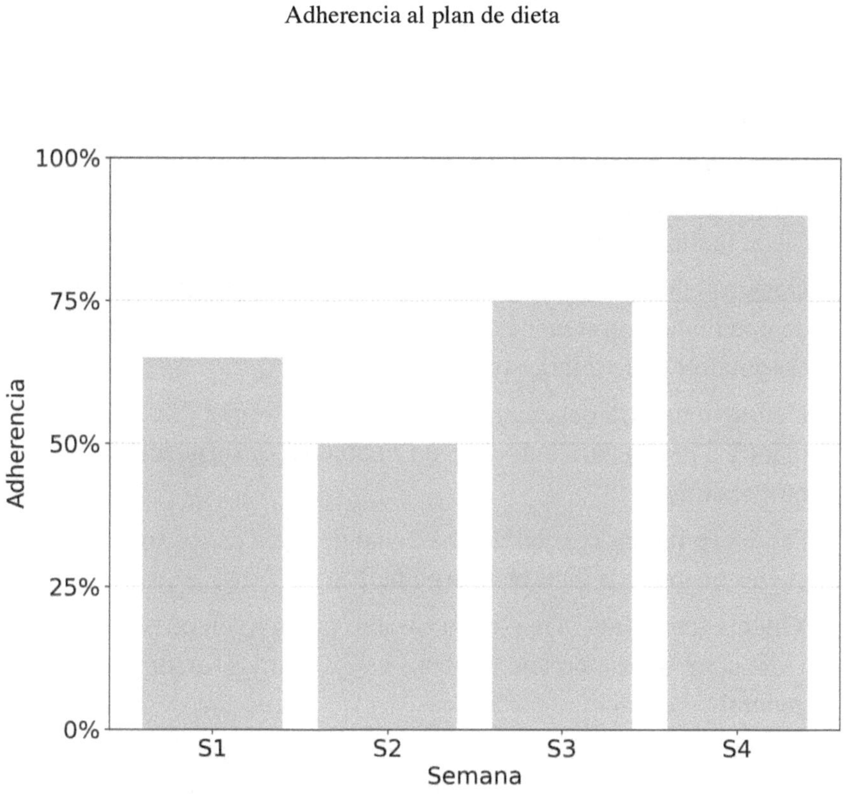

S1: Semana 1
S2: Semana 2
S3: Semana 3
S4: Semana 4

El gráfico ilustra una tendencia generalmente positiva en la adherencia a la dieta metabólica vegetariana durante el período de 30 días. Si bien hay algunas fluctuaciones, el progreso general sugiere un mayor compromiso con las pautas dietéticas. La caída en la semana 2 puede indicar un período desafiante, posiblemente debido a eventos sociales o antojos, pero la recuperación posterior demuestra resistencia y una corrección exitosa del curso. La alta adherencia en la última semana apunta a un final fuerte y hábitos saludables establecidos.

Consejos concretos

- Vincula tu concepto de treinta días con un ritual personal que repitas a diario para consolidar tu motivación.
- Visualiza tu éxito a largo plazo después de los treinta días. Imagina cómo te sentirás y lo que habrás logrado.
- Busca un garante de éxito. Identifica un plato o un ingrediente dentro del programa que te haga sentir bien y intégralo regularmente en tu dieta, incluso más allá de los treinta días.
- Desarrolla un plan de emergencia para situaciones difíciles. Piensa de antemano cómo manejarás los antojos o las invitaciones para asegurar el éxito a largo plazo.
- Define tu mantra personal de éxito para los treinta días. Repite este mantra a diario para enfocarte en tu objetivo y fortalecer tu motivación.
- Establece un día vegetariano semanal después de los treinta días para anclar tus nuevos hábitos a largo plazo.
- Vincula los treinta días con un cambio positivo en otra área de tu vida, como más ejercicio o menos estrés, para reforzar el éxito general.
- Recompénsate después de los treinta días con una experiencia que apoye tus nuevos hábitos saludables, como un curso de cocina o un fin de semana de bienestar.
- Reflexiona sobre tus experiencias después de los primeros diez, veinte y treinta días y ajusta tu concepto para el futuro, asegurando el éxito a largo plazo.

5. 2 Estabilización del metabolismo

Después de la fase activa de una dieta vegetariana para el metabolismo, la estabilización del metabolismo se convierte en el foco principal. Es fundamental ajustar el cuerpo a un estilo de alimentación saludable a largo plazo y prevenir los efectos rebote. Esto requiere una adaptación de los hábitos alimenticios y una regulación continua de la ingesta calórica, sin afectar la actividad metabólica. El desafío radica en determinar y satisfacer las necesidades calóricas individuales a largo plazo, al mismo tiempo que se asegura una alimentación equilibrada y rica en nutrientes. Comer con atención y seleccionar los alimentos adecuados juegan un papel decisivo en este proceso. Descubra en este capítulo cómo estabilizar su metabolismo de manera óptima después de la dieta vegetariana para el metabolismo y asegurar sus éxitos a largo plazo.

La estabilización sostenible del metabolismo requiere la integración de estrategias a largo plazo y flexibles, como la alimentación consciente, el ejercicio regular y la adaptación cíclica de calorías, en lugar de dietas restrictivas a corto plazo.

Concepto de mantenimiento

Un éxito a largo plazo en la dieta vegetariana de metabolismo depende en gran medida del concepto de mantenimiento. Después de la fase activa, en la que la modificación de la dieta y la reducción de peso son primordiales, es crucial asegurar los resultados obtenidos y prevenir los efectos yo-yo. Esto significa establecer hábitos que mantengan el metabolismo activo y garanticen una alimentación saludable y equilibrada a largo plazo. La dieta en la fase de mantenimiento se diferencia de la fase activa principalmente por una expansión gradual del plan de comidas y un mayor consumo de calorías. El enfoque está en determinar y cubrir el kalorienbedarf individual a largo plazo, sin afectar la actividad metabólica. Un aspecto importante es la adaptación continua de la dieta a las necesidades individuales. Esto implica reconocer el propio cuerpo y sus señales y regular la ingesta de alimentos en consecuencia. La alimentación consciente ayuda a diferenciar mejor entre hambre y saciedad y a evitar heisshungerattacken. Al masticar conscientemente y tomarse tiempo para las comidas, se apoya la digestión y se fomenta una sensación de saciedad saludable. La selección de alimentos sigue siendo crucial en la fase de mantenimiento. Alimentos variados y ricos en nutrientes como verduras, frutas, legumbres, granos enteros, nueces y semillas siguen siendo la base de la dieta. Para cubrir el aumento de las necesidades calóricas, se pueden ajustar las porciones y se pueden integrar grasas saludables, como las del aguacate o el aceite de oliva. También la elección del método de preparación influye en la ingesta calórica y en la densidad de nutrientes. Cocinar al vapor, asar o escaldar son métodos de cocción suaves que preservan vitaminas y minerales. El ejercicio regular apoya la actividad metabólica y contribuye al control del peso a largo plazo. No se trata de hacer deporte excesivo, sino de integrar el movimiento en la vida diaria. Paseos diarios, andar en bicicleta o nadar son formas efectivas de estimular el metabolismo y aumentar el bienestar. Un estilo de vida activo no solo promueve la salud física, sino que también tiene un efecto positivo en la psique. Otro punto importante es la ingesta de líquidos. Beber suficiente agua apoya el metabolismo y contribuye a la eliminación de productos metabólicos. Se recomiendan al menos 1,5 litros de agua al día, y más durante la actividad física. Tés sin azúcar y infundiertes_wasser con limón o pepino ofrecen alternativas variadas. La reflexión regular sobre el propio comportamiento alimentario ayuda a reconocer y ajustar hábitos desfavorables. Un diario de alimentación puede ayudar a documentar cantidades y horarios de comida y a identificar patrones. Por ejemplo, se puede determinar si el estrés o el aburrimiento conducen a comer en exceso. A través de la reflexión consciente sobre el propio comportamiento alimentario, se pueden establecer hábitos alimentarios saludables a largo plazo. La integración de técnicas de relajación en la vida diaria puede ayudar a reducir el estrés y evitar la alimentación emocional. El yoga, la meditación o los ejercicios de respiración son métodos efectivos para encontrar la calma y fortalecer el equilibrio interno. Un ritmo de vida equilibrado con suficiente sueño y pausas regulares también contribuye al bienestar y apoya la estabilización a largo plazo del metabolismo. La fase de mantenimiento no es un estado estático, sino un proceso continuo de adaptación y optimización. Se trata de integrar y adaptar a largo plazo los principios aprendidos de una alimentación saludable y un estilo de vida activo en la vida cotidiana. La dieta vegetariana de metabolismo ofrece una base sólida sobre la cual se puede construir y encontrar el propio camino hacia un estilo de vida saludable y equilibrado. Un trato consciente con uno mismo y sus necesidades es la clave para el éxito a largo plazo. Así, no solo se puede mantener el peso alcanzado, sino también mejorar la calidad de vida en general. Un ejemplo de un refrigerio saludable en la fase de mantenimiento sería un pan integral con aguacate y tomates. La combinación de carbohidratos complejos, grasas saludables y vitaminas sacia de manera duradera y proporciona nutrientes valiosos.

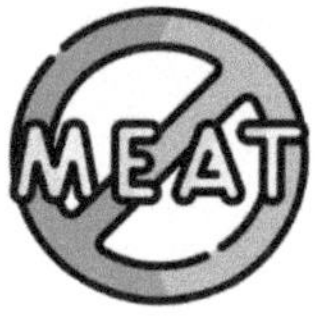

Bueno saber

Alimentación emocional

La alimentación emocional describe el acto de comer como respuesta a emociones como el estrés, el aburrimiento o la tristeza, en lugar de a hambre física. Las técnicas de relajación pueden ayudar a evitar la alimentación emocional y apoyar la estabilización del metabolismo en el marco de una dieta vegetariana de metabolismo.

Diario de alimentación

Un diario de alimentación es una herramienta para documentar la propia dieta. Puede ayudar a analizar los hábitos alimentarios, identificar desencadenantes de comportamientos alimentarios poco saludables y ajustar la dieta en la fase de mantenimiento de una dieta vegetariana de metabolismo a largo plazo.

Productos metabólicos

Los productos metabólicos son sustancias que se generan durante la descomposición de nutrientes en el cuerpo. Una ingesta adecuada de líquidos es importante para eliminar estos productos metabólicos y apoyar la función metabólica, lo cual es especialmente relevante en la fase de estabilización de una dieta vegetariana de metabolismo.

Estabilización Metabólica en una Dieta Vegetariana

Cambios simulados en el peso y la tasa metabólica durante y después de una dieta vegetariana.

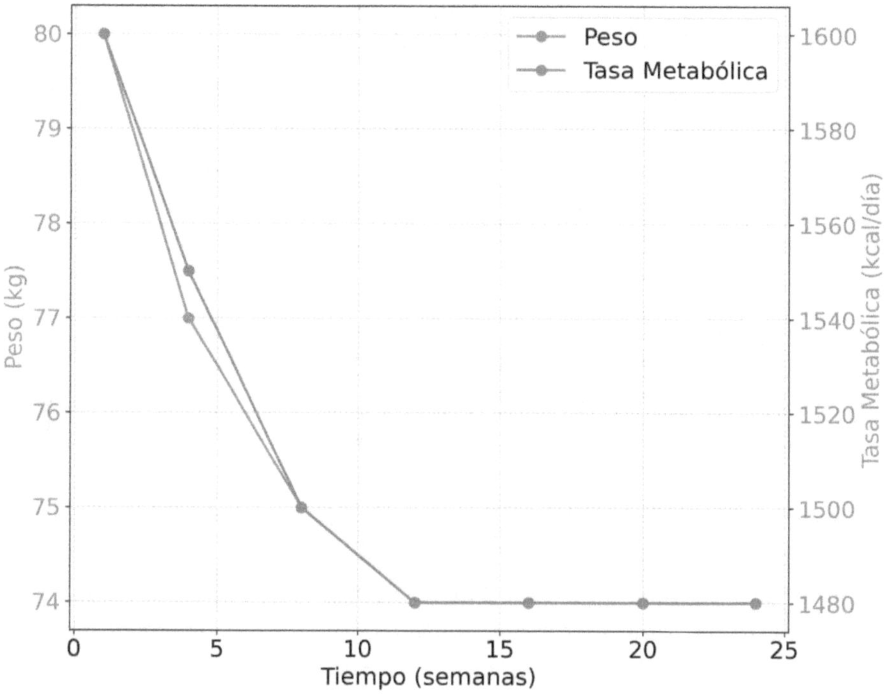

La pérdida de peso inicial es seguida por un período de estabilización donde la tasa metabólica se ajusta. Eventualmente, tanto el peso como la tasa metabólica alcanzan un nuevo equilibrio, lo que sugiere que se puede lograr una estabilidad a largo plazo.

Estrategias de adaptación

Las estrategias de adaptación son esenciales para el control del peso a largo plazo después de una dieta metabólica vegetariana. El cuerpo reacciona a los cambios en la ingesta de energía ajustando su metabolismo. [s82] Un consumo reducido de calorías lleva a que el organismo necesite menos energía. Para contrarrestar esta adaptación y evitar un estancamiento del peso, son necesarias estrategias que activen el metabolismo. Una forma es no mantener la ingesta calórica permanentemente baja, sino ajustarla cíclicamente. Las fases de ingesta calórica reducida pueden alternar con fases de ingesta calórica normal para mantener el metabolismo flexible. Otra estrategia es la integración de entrenamiento de fuerza regular. El aumento de masa muscular incrementa el metabolismo basal y conduce a un mayor consumo de calorías, incluso en reposo. A través de la combinación de una ingesta calórica ajustada y entrenamiento de fuerza, se puede estimular la actividad metabólica a largo plazo. La dieta vegetariana en sí misma puede tener un efecto positivo en el metabolismo debido a su alto contenido de fibra y proteínas vegetales. [s83] Las fibras promueven la saciedad y ralentizan la absorción de nutrientes, lo que contribuye a un blutzuckerspiegel más estable. Una flora intestinal equilibrada, que se apoya en una dieta rica en plantas, también puede tener un impacto positivo en el metabolismo. Por ejemplo, un batido de proteínas vegetariano con semillas de lino y bayas como merienda puede apoyar el metabolismo y al mismo tiempo proporcionar una ingesta adecuada de proteínas y fibra.

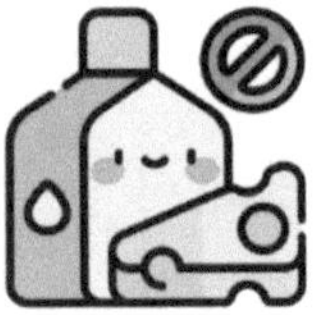

Flora intestinal

El conjunto de microorganismos que viven en el intestino. Una flora intestinal equilibrada, promovida por una dieta rica en plantas, puede influir positivamente en el metabolismo y apoyar el control del peso después de una dieta metabólica vegetariana.

Entrenamiento de fuerza

Entrenamiento físico con pesas o con el propio peso corporal para fortalecer la musculatura. El entrenamiento de fuerza ayuda en el desarrollo de masa muscular, lo que aumenta el metabolismo basal y apoya la estabilización del metabolismo después de una dieta metabólica vegetariana.

Factores de Adaptación Metabólica (Vegetarianos)

Impacto de varios factores en la estabilización metabólica durante una dieta vegetariana.

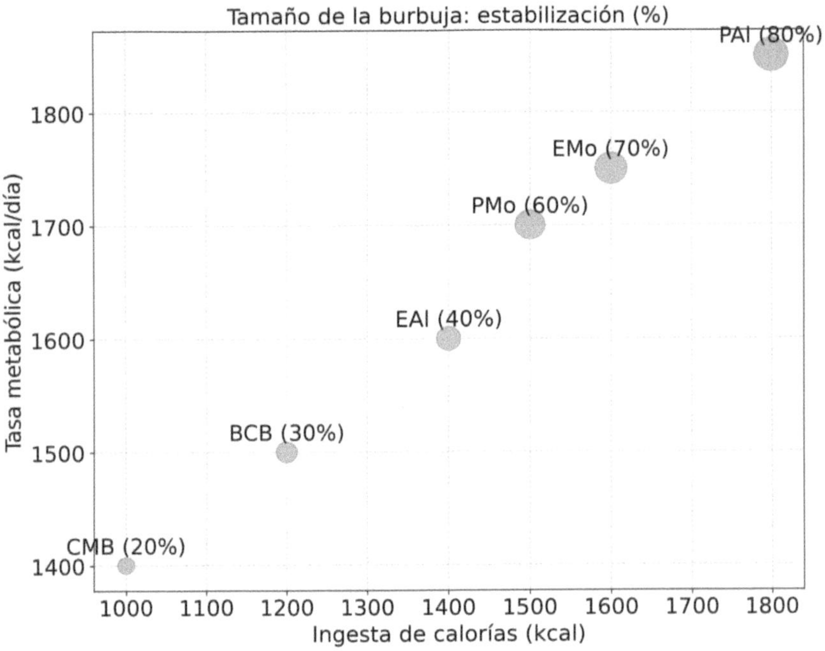

Blasengröße: Estabilización (%)

BCB: Bajas calorías, baja proteína

CMB: Calorías muy bajas

EAl: Ejercicio alto

EMo: Ejercicio moderado

PAl: Alta proteína, alta fibra

PMo: Proteína moderada, fibra moderada

La ingesta de proteínas muestra una fuerte correlación positiva con la estabilización metabólica, lo que sugiere que una cantidad adecuada de proteínas es crucial. La ingesta de fibra también parece beneficiosa, posiblemente al promover la saciedad y la salud intestinal. Si bien se espera cierta restricción calórica, una ingesta de calorías extremadamente baja podría dificultar la adaptación metabólica, tal vez al desencadenar la respuesta de hambre del cuerpo. El ejercicio moderado parece favorecer la estabilización, mientras que el ejercicio excesivo podría tener un impacto negativo, posiblemente debido al aumento de las hormonas del estrés.

Gestión del peso

La gestión del peso en el contexto de una dieta vegetariana implica más que solo la pérdida de peso. Incluye el control y la regulación a largo plazo del peso corporal para obtener beneficios para la salud y mejorar el bienestar. Además del balance calórico, es decir, la diferencia entre la ingesta y el gasto calórico, otros factores también influyen en el peso. Por ejemplo, la alimentación y el ejercicio pueden provocar cambios epigenéticos que afectan la actividad de los genes relacionados con enfermedades metabólicas [s84]. Una dieta basada en plantas, como la que se practica en la dieta vegetariana, puede mejorar la insulinsensitivitaet y así reducir el riesgo de diabetes tipo 2 [s84]. Para un control de peso sostenible, es importante mantener el metabolismo flexible y activo. Diferentes enfoques pueden contribuir, como el intermittierendes_fasten. Los estudios muestran que casi cualquier forma de ayuno intermitente puede llevar a cierta pérdida de peso [s85]. Las variantes modificadas, donde la ingesta calórica se reduce solo en ciertos días, muestran reducciones de peso entre el 3,2% y el 8,0% [s85]. Otra opción es la alimentación restringida en el tiempo, donde la ingesta de alimentos se limita a un período específico [s85]. También aquí, los estudios indican efectos positivos en cuanto a la reducción de peso y la salud metabólica. Sin embargo, al elegir el método, se debe considerar el estilo de vida individual y la propia tolerancia. Por ejemplo, quienes sufren de intensos sentimientos de hambre pueden no encontrar adecuado un régimen de ayuno alternante, con una ingesta calórica muy reducida en los días de ayuno [s85]. La dieta vegetariana en sí misma ofrece ventajas para la gestión del peso. La eliminación de productos animales puede llevar a un índice de masa corporal más bajo (IMC) y reducir el riesgo de sobrepeso [s86]. Además, una dieta vegana, es decir, una forma especialmente estricta de dieta vegetariana, puede reducir el riesgo de enfermedades crónicas como la diabetes tipo 2, la hipertensión y ciertos tipos de cáncer [s86]. Una dieta equilibrada basada en plantas, rica en verduras, frutas, legumbres y granos enteros, proporciona nutrientes importantes y sacia bien. Complementada con ejercicio regular, que no tiene que ser excesivamente intenso, se puede apoyar el control del peso a largo plazo [s84]. Una reducción de peso del 7% puede tener efectos positivos en la salud [s87]. Por ejemplo, una caminata diaria de 30 minutos, combinada con una comida vegetal completa por la noche, como una ensalada de quinoa con garbanzos, pimientos y un aderezo de tahini y limón, puede aumentar tanto la actividad física como garantizar una nutrición rica en nutrientes. Esta combinación de ejercicio y alimentación equilibrada no solo contribuye al control del peso, sino que también promueve el bienestar general.

Dieta Metabólica Vegetariana: Factores de Éxito

Factores clave que influyen en el éxito del control de peso en una dieta metabólica vegetariana.

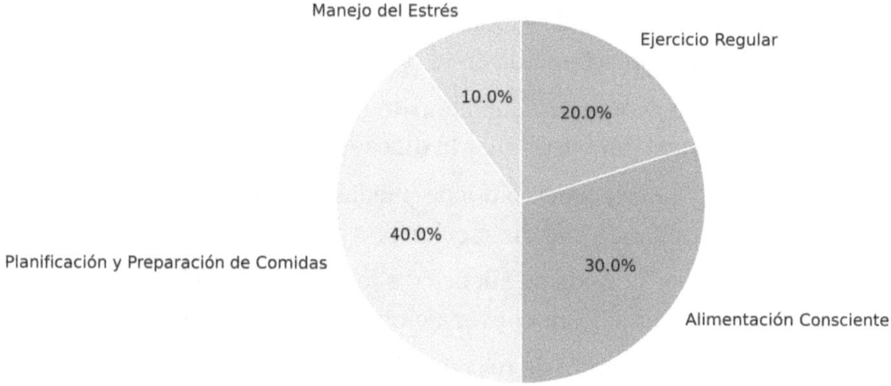

ALC: Alimentación Consciente

EJR: Ejercicio Regular

MNE: Manejo del Estrés

PPC: Planificación y Preparación de Comidas

La planificación consistente de las comidas y los hábitos alimenticios conscientes parecen ser los aspectos más cruciales para el éxito, destacando la importancia de un enfoque estructurado. Si bien el ejercicio contribuye, juega un papel menor que la adherencia a la dieta. Las técnicas de manejo del estrés, aunque importantes para el bienestar general, representan una porción relativamente menor, lo que sugiere que la estructura de la dieta en sí misma puede mitigar algo del estrés relacionado con las elecciones de alimentos.

Consejos concretos

- Encuentra tu ritmo vegetariano estableciendo horarios de comida fijos que correspondan a tu sensación natural de hambre.
- Incorpora mini-períodos de ayuno, por ejemplo, omitiendo la cena un día a la semana y disfrutando en su lugar de una taza de té de hierbas.
- Cambia tus comidas: come el desayuno por la noche y la cena por la mañana para desafiar tu metabolismo.
- Aumenta tu variedad de sabores integrando semanalmente una nueva fruta o verdura desconocida en tu dieta.
- Bebe un vaso de agua con un chorrito de vinagre de manzana antes de cada comida para estimular la digestión y el metabolismo.
- Crea un lugar de relajación donde puedas disfrutar de tus comidas de manera consciente y sin distracciones.
- Incorpora una "comida en silencio" a la semana, donde comas de manera consciente y sin conversaciones para agudizar tus sentidos.
- Cambia la temperatura de tus comidas: come una comida a la semana fría o tibia para estimular tu metabolismo.
- Apuesta por el poder de los colores. Come alimentos de todos los colores del arcoíris a diario para asegurar una óptima ingesta de nutrientes.
- Escucha las señales de tu cuerpo y ajusta tu ingesta calórica a tu nivel de actividad individual.
- Reflexiona sobre tu estado de ánimo antes y después de las comidas para comprender mejor la influencia de la alimentación en tu bienestar.
- Celebra pequeños logros dándote un pequeño premio no comestible después de una semana de implementación constante.

5. 3 Integración sostenible

El éxito sostenible de una dieta vegetariana de metabolismo se basa en la integración de nuevas rutinas diarias. Estas incluyen una alimentación consciente, ejercicio regular y un sueño adecuado. El cambio conlleva desafíos prácticos, como la adaptación de las interacciones sociales y el mantenimiento de la motivación. La organización del día a día influye en el equilibrio hormonal, la absorción de nutrientes y la quema de grasa. Una planificación y organización cuidadosas facilitan la implementación de la dieta. Al mismo tiempo, los factores sociales y las estrategias de motivación individuales juegan un papel crucial en el éxito a largo plazo. Descubra cómo integrar de manera sostenible la dieta vegetariana de metabolismo en su vida diaria y beneficiarse a largo plazo de los efectos positivos.

La integración sostenible de una dieta vegetariana se logra mediante el establecimiento gradual de nuevas rutinas saludables en la vida cotidiana y la activa configuración del entorno social, apoyada por una fijación de objetivos positiva y realista, así como por estrategias de motivación efectivas.

Rutinas diarias

Las rutinas diarias influyen en el éxito de una dieta vegetariana para el metabolismo. Las comidas regulares estabilizan el blutzuckerspiegel y previenen los antojos. Un ritmo diario constante con horarios fijos para las comidas, como desayuno a las 7, almuerzo a las 12 y cena a las 18, entrena al cuerpo para producir las enzimas digestivas necesarias en el momento adecuado. Esto facilita la naehrstoffaufnahme y promueve el metabolismo. Además, integre horarios fijos para el ejercicio en su rutina diaria. Hacer deporte, como una caminata de 30 minutos después del almuerzo, estimula aún más el metabolismo y ayuda a activar la quema de grasa. La planificación es un factor importante para el éxito de la dieta. Elabore un plan de comidas para la semana siguiente durante el fin de semana. Así evitará decisiones espontáneas y poco saludables cuando surja el hambre. Anote todas las comidas y refrigerios, incluyendo las cantidades. Una lista de compras basada en el plan de comidas previene compras impulsivas en el supermercado. Prepare, si es posible, componentes de sus comidas con antelación. Las verduras cortadas en el refrigerador facilitan la rápida preparación de un almuerzo saludable. Nueces remojadas o quinoa precocida ahorran tiempo y fomentan una alimentación saludable en el día a día. Preste atención a dormir lo suficiente. La falta de sueño altera el hormonhaushalt y puede desencadenar antojos de alimentos ricos en azúcares y grasas. Un ritmo de sueño regular, de aproximadamente siete a ocho horas por noche, apoya la regeneration del cuerpo y promueve la quema de grasa. Desarrolle rituales de sueño para conciliar el sueño más fácilmente: un baño caliente, una taza de té de hierbas o la lectura de un libro. Evite dispositivos electrónicos en el dormitorio, ya que la luz azul puede interferir con el sueño. Comer conscientemente es otro aspecto importante. Tómese su tiempo para las comidas y coma sin distracciones, como la televisión o el teléfono inteligente. Concéntrese en el sabor y la textura de los alimentos. Mastique cada bocado a fondo, lo que apoya la digestión. Comer con atención ayuda a percibir mejor las señales de saciedad y previene el exceso de comida. Integre pequeños ejercicios de atención en su rutina diaria. Solo cinco minutos de respiración consciente pueden reducir el estrés y aumentar el bienestar. Beba suficiente agua a lo largo del día. El agua es esencial para el metabolismo y el transporte de nutrientes. También ayuda a eliminar toxinas del cuerpo y a aumentar la sensación de saciedad. Coloque una botella de agua en su escritorio o lleve una consigo para beber regularmente. Evite bebidas azucaradas como refrescos o jugos, ya que aportan calorías innecesarias y alteran el metabolismo. Los tés de hierbas o el agua con rodajas de limón o pepino son alternativas saludables. La integración de nuevas rutinas requiere tiempo y paciencia. Comience con pequeños cambios y aumente gradualmente. Introduzca una nueva rutina cada semana, como horarios fijos para las comidas o un programa de ejercicio regular. Recompénsese por sus logros, lo que motiva y fortalece la disciplina. Documente su progreso, ya sea en un diario o en una aplicación. Esto ayuda a mantener el control y motiva a seguir adelante. Busque apoyo en amigos, familiares o en un grupo de autoayuda. Intercambiar experiencias con otros puede ayudar a encontrar motivación y superar desafíos. Estructure su día para reducir el estrés. Una lista de tareas ayuda a mantener el control y establecer prioridades. Planifique tiempos de descanso para poder reaccionar ante eventos imprevistos sin estresarse. Delegue tareas, si es posible. Aprenda a decir no cuando no tenga tiempo o energía para tareas adicionales. Técnicas de relajación como el yoga, la meditación o la relajación muscular progresiva pueden ayudar a reducir el estrés y restaurar el equilibrio interno. Integre breves sesiones de relajación en su rutina diaria, como cinco minutos de meditación por la mañana o un breve ejercicio de yoga por la noche. Una actitud positiva también es importante para el éxito de la dieta. Concéntrese en los aspectos positivos de la alimentación vegetariana y el nuevo estilo de vida. Visualice sus objetivos y anticípese a los cambios positivos que logrará. Maneje los contratiempos: nadie es perfecto y habrá días en los que no

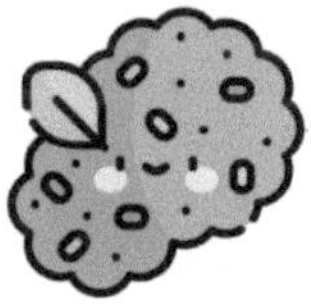

alcance sus metas. Vea los contratiempos como oportunidades de aprendizaje y no como fracasos. Analice qué salió mal y cómo puede hacerlo mejor en el futuro. No pierda la motivación y simplemente siga adelante.

Bueno saber

Atención

La atención al comer puede ayudar a hacer la ingesta de alimentos más consciente y así apoyar el éxito de la dieta vegetariana para el metabolismo.

Quema de grasa

La quema de grasa se estimula mediante el ejercicio y un metabolismo saludable, lo que puede llevar a la pérdida de peso durante la dieta.

Señales de saciedad

Las señales de saciedad ayudan a encontrar el tamaño de porción adecuado en la dieta vegetariana para el metabolismo y a evitar el exceso de comida.

Tiempo empleado para las rutinas

Tiempo empleado en el metabolismo vegetariano

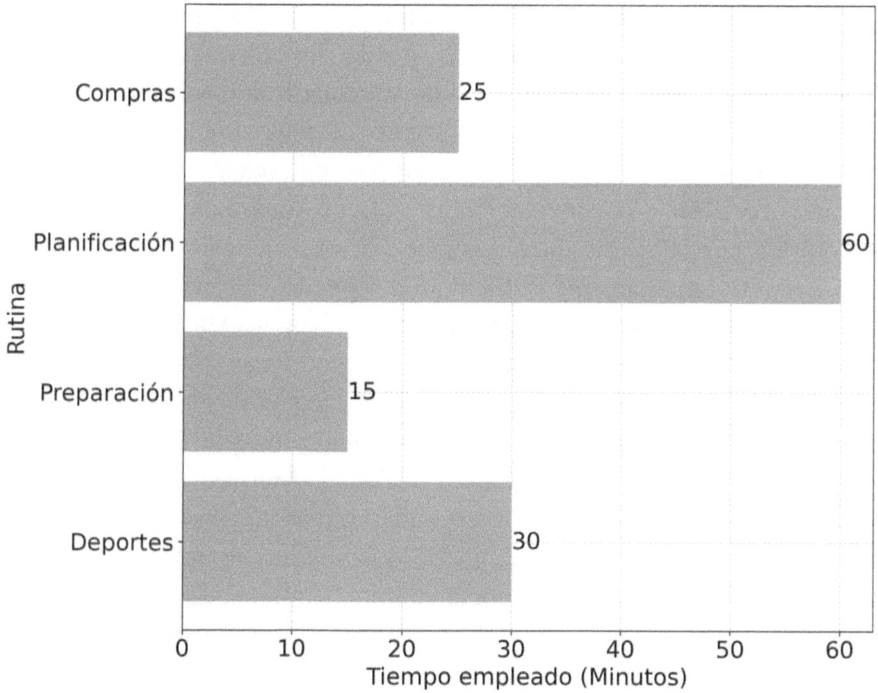

COM: Compras

PLA: Planificación

DEP: Deportes

PRE: Preparación

La mayor parte del tiempo se dedica a la preparación de las comidas. Las compras y el deporte requieren aproximadamente la misma cantidad de tiempo. La planificación requiere la menor cantidad de tiempo, pero no debe descuidarse.

Aspectos sociales

Interacciones sociales moldean la experiencia de una dieta vegetariana. Compartir comidas con amigos y familiares puede ser un desafío cuando los hábitos alimenticios son diferentes. La comunicación abierta sobre la dieta y sus fundamentos puede fomentar la comprensión y el apoyo. En lugar de ocultar el cambio de dieta, comparta sus objetivos y los efectos positivos que ya está experimentando. Esto puede despertar interés y llevar a conversaciones estimulantes. Una noche de cocina conjunta con recetas vegetarianas puede involucrar a familiares y amigos en el nuevo estilo de vida y reducir la ansiedad. [s88] El entorno social también juega un papel: el intercambio con personas afines, ya sea en foros en línea, grupos de autoayuda o clases de cocina, fortalece la motivación y ofrece consejos valiosos. Allí encontrará personas que están pasando por experiencias similares y que se apoyan mutuamente. Esta red puede proporcionar apoyo especialmente en las fases difíciles de la dieta y ayudar a integrar el cambio de dieta a largo plazo en la vida cotidiana. [s88] El creciente número de restaurantes vegetarianos y veganos y las ofertas en supermercados muestran que la alimentación basada en plantas está siendo cada vez más aceptada en la sociedad. Aproveche esta tendencia y explore nuevos locales o pruebe alternativas de productos veganos. Esto ampliará su horizonte culinario y facilitará la integración de la dieta vegetariana en su vida social diaria. También, la reflexión sobre aspectos éticos y ecológicos de la alimentación puede fortalecer la motivación. La comprensión de que una dieta vegetariana contribuye al bienestar animal y a la protección del medio ambiente puede reafirmar su decisión y aumentar la aceptación social. [s88] Así, la dieta vegetariana no solo se convierte en una experiencia personal, sino también en una experiencia socialmente relevante.

Bueno saber

Aspectos ecológicos

Los aspectos ecológicos de una dieta vegetariana se refieren a los impactos de la alimentación en el medio ambiente. Una dieta vegetariana puede reducir la huella ecológica, ya que la producción de alimentos vegetales suele ser más sostenible en comparación con la cría de animales.

Interacciones sociales

Las interacciones sociales pueden influir en la dieta vegetariana al ofrecer apoyo y motivación o presentar desafíos que deben superarse. Un entorno social positivo puede facilitar la transición a una dieta vegetariana a largo plazo.

Impacto social en las dietas metabólicas vegetarianas

Factores sociales que influyen en el éxito de la dieta metabólica.

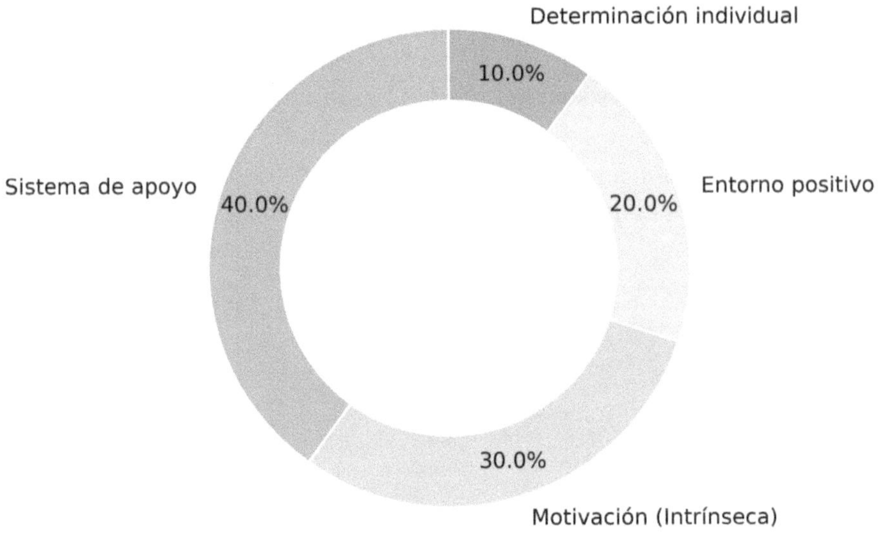

DET: Determinación individual | ENT: Entorno positivo

MOT: Motivación (Intrínseca) | SIS: Sistema de apoyo

La motivación y el apoyo parecen ser factores clave para adherirse a una dieta metabólica vegetariana. Si bien la determinación individual juega un papel importante, las conexiones sociales y un entorno positivo contribuyen sustancialmente a los resultados exitosos. Las estrategias que se centren en fomentar estas influencias positivas podrían conducir a una mejor adherencia y mejores resultados.

Estrategias de motivación

La motivación es el combustible para cambios sostenibles, especialmente en una dieta vegetariana de optimización del metabolismo. Las estrategias exitosas abordan diferentes puntos y consideran las necesidades individuales. Un aspecto importante es establecer metas realistas. En lugar de buscar un cambio radical, comience con pequeños ajustes graduales. Reemplace los platos de carne una o dos veces por semana con alternativas vegetarianas. Si bebe 1 litro de refresco al día, redúzcalo gradualmente a medio litro y reemplace la otra mitad con agua, té sin azúcar o infused_water. Aumente lentamente los días vegetarianos hasta alcanzar su forma de alimentación deseada. Este método de ajuste gradual evita la sobrecarga y fomenta el éxito a largo plazo. Las técnicas de visualización también pueden fortalecer la motivación. Imagínese el éxito de la dieta: cómo se siente al alcanzar su peso ideal o mejorar su salud. Conecte esta imagen con emociones positivas para aumentar la motivación. Un Tablero de Visión con imágenes que representen sus objetivos puede apoyar esta técnica. Registre su progreso regularmente, por ejemplo, documentando su peso y medidas corporales o tomando fotos. El éxito visible fortalece la confianza en uno mismo y motiva a continuar en el camino elegido. Las recompensas que no contradicen la dieta también son útiles. Permítase, por ejemplo, un nuevo libro de cocina con recetas vegetarianas después de una semana exitosa, un relajante día de bienestar o ropa deportiva nueva. Evite recompensas con alimentos poco saludables, ya que pueden poner en peligro el éxito de la dieta. En su lugar, las recompensas deben apoyar su nuevo estilo de vida y crear asociaciones positivas. Identificar obstáculos y desarrollar estrategias para superarlos es esencial. Si, por ejemplo, debe comer fuera con frecuencia, infórmese de antemano sobre opciones vegetarianas en restaurantes o prepare sus comidas. Haga una lista de platos vegetarianos que pueda pedir o preparar en diferentes situaciones. Esto facilita la toma de decisiones en la vida cotidiana y previene "deslices" no planificados. El intercambio con otros que siguen una dieta similar o que ya han completado con éxito una dieta de optimización del metabolismo puede ofrecer un valioso apoyo. Foros en línea, grupos de autoayuda o el intercambio con amigos y familiares crean un entorno de apoyo. Comparta sus experiencias, intercambie recetas y motívense mutuamente. El apoyo social fortalece la fuerza de voluntad y ayuda a mantenerse motivado incluso en fases difíciles. La integración de la dieta vegetariana de optimización del metabolismo en la vida cotidiana requiere un ajuste a largo plazo de los hábitos. No se centre solo en el cambio de dieta, sino también en los efectos positivos asociados en su salud, bienestar y actitud hacia los alimentos. Una actitud positiva y la apreciación de los cambios positivos son cruciales para el éxito a largo plazo. No considere la dieta como una medida temporal, sino como una oportunidad para una mejora sostenible de su calidad de vida.

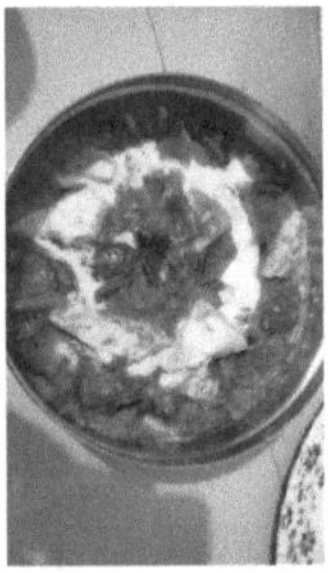

Platos vegetarianos [i45]

Bueno saber

Bienestar

Las actividades de bienestar como el yoga, la meditación o los masajes pueden reducir el estrés y aumentar el bienestar durante la dieta de optimización del metabolismo. Fomentan la relajación y apoyan la transición a una dieta vegetariana.

Tablero de Visión

Un Tablero de Visión es una representación visual de sus objetivos. Imágenes que muestran su figura ideal o platos vegetarianos saludables pueden aumentar la motivación para la dieta de optimización del metabolismo y fomentar la integración a largo plazo en la vida cotidiana.

Estrategias Motivacionales para Dietas Metabólicas Vegetarianas

Efectividad de diversas estrategias para la adherencia a largo plazo

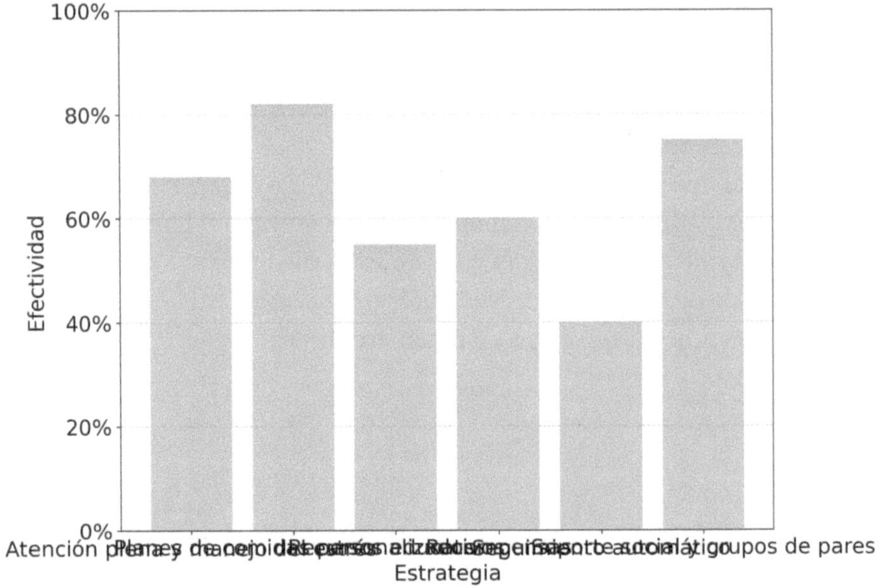

AMP: Atención plena y manejo del estrés
PCP: Planes de comidas personalizados
REC: Recompensas
REU: Recursos educativos
SAU: Seguimiento automático
SSP: Soporte social y grupos de pares

Al visualizar los datos, queda claro que el apoyo social y los planes de comidas personalizados son factores clave para mantener una dieta metabólica vegetariana. Si bien los recursos educativos son útiles, su impacto es menos significativo en comparación con los sistemas de apoyo prácticos y los enfoques personalizados. La menor efectividad del automonitoreo sugiere la necesidad de una responsabilidad externa o métodos de seguimiento más atractivos. En general, una combinación de orientación personalizada, redes sociales sólidas y recursos fácilmente accesibles parece crucial para una adherencia exitosa a largo plazo.

Consejos concretos

- Ancla tu nueva forma de alimentarte en tu vida diaria, conectándola con hábitos existentes, como el café de la mañana.
- Crea un ancla visual para tu éxito, colgando, por ejemplo, una foto de tu peso ideal en el refrigerador.
- Aprovecha el poder de la comunidad y comparte regularmente tus experiencias y desafíos con personas afines.
- Desarrolla un sistema de recompensas personal que te motive y, al mismo tiempo, refuerce tus nuevos hábitos, como un baño relajante después de una semana de alimentación saludable.
- Integra la nueva forma de alimentarte de manera lúdica en tu vida diaria, organizando, por ejemplo, un duelo culinario con amigos.
- Visualiza tu éxito a largo plazo imaginando cómo te sentirás en un año con tu nuevo estilo de vida.
- Asocia la nueva forma de alimentarte con emociones positivas, disfrutando de tus comidas con buena música o un libro inspirador.
- Crea un entorno de apoyo informando a tu familia y amigos sobre tus objetivos y pidiendo su comprensión.
- Desarrolla un mantra personal que te recuerde en momentos difíciles por qué decidiste hacer este cambio.
- Ve los desafíos como oportunidades de crecimiento y aprende de los contratiempos en lugar de desanimarte.
- Confía en tu capacidad de cambio y cree en tu éxito, porque tu actitud positiva es la clave para una integración sostenible.

Revisión - 5. Éxito a largo plazo

El éxito a largo plazo con una dieta vegetariana para el metabolismo no se basa únicamente en la reducción de peso inicial, sino más bien en la integración sostenible de un estilo de vida saludable. Un programa de 30 días puede facilitar el inicio al ayudarle a establecer nuevas rutinas y lograr los primeros éxitos. Esta fase inicial sirve como trampolín para el cambio a largo plazo de sus hábitos alimenticios y, por lo tanto, debe ser planificada estratégicamente desde el principio. Piense en cómo puede integrar la dieta vegetariana en su vida diaria, qué desafíos puede esperar y cómo desea enfrentarlos. Experimente con nuevas recetas y técnicas de preparación para descubrir la cocina vegetariana y aportar variedad a su menú. Aproveche los 30 días para tomar conciencia de su cuerpo y entender cómo reacciona a la nueva forma de alimentarse.

La fase de transición después del programa de 30 días es crucial para el control del peso a largo plazo. Una transición gradual hacia la fase de mantenimiento, en la que amplía su plan de comidas y ajusta la ingesta calórica a sus necesidades, previene el efecto yo-yo. Continúe prestando atención a una ingesta equilibrada de nutrientes e integre suficiente actividad física en su vida diaria. Reflexione regularmente sobre sus hábitos alimenticios y ajuste sus estrategias si es necesario. Si, por ejemplo, se da cuenta de que el estrés provoca antojos, técnicas de relajación como el yoga o la meditación pueden ser útiles. También el intercambio con personas afines, ya sea en grupos en línea o en su entorno personal, puede fortalecer la motivación y aportar nuevos impulsos.

Para estimular su metabolismo a largo plazo y evitar un estancamiento de peso, puede aplicar diversas estrategias de ajuste. El entrenamiento de fuerza para aumentar la masa muscular incrementa su tasa metabólica basal y asegura un mayor consumo de calorías, incluso en períodos de reposo. Un ajuste cíclico de su ingesta calórica, en el que alterna fases de ingesta calórica reducida con fases de ingesta calórica normal, mantiene su metabolismo flexible. La dieta vegetariana en sí, con su alto contenido de fibra y proteínas vegetales, apoya este proceso adicionalmente. Integre, por ejemplo, refrigerios ricos en fibra como un batido de proteínas vegetariano con semillas de lino y bayas para apoyar su metabolismo y asegurar al mismo tiempo su ingesta de proteínas y fibra.

El éxito a largo plazo requiere una gestión integral del peso que va más allá de la simple pérdida de peso. Implica una continua reflexión sobre su alimentación, su cuerpo y sus hábitos. Sea consciente de lo que consume y aprenda a interpretar sus señales de saciedad. Encuentre una forma de ejercicio que le guste y que pueda integrar de manera duradera en su vida diaria. Los contratiempos son parte del proceso; no se desanime por ellos, sino utilícelos como una oportunidad para optimizar sus estrategias. El camino hacia un estilo de vida saludable es un maratón, no un sprint. Con paciencia, perseverancia y una actitud positiva, puede alcanzar sus objetivos y mejorar su calidad de vida de manera sostenible.

Ofertas adicionales gratuitas planificadas

Nos complace poder ofrecerle en el futuro materiales complementarios gratuitos para este libro:

- Un capítulo bonus exclusivo con contenido adicional
- Un resumen compacto de todo el libro en formato PDF
- Una versión de radioteatro (En Planificación)

Se prevé que estos materiales se publiquen en 2025.
Le invitamos a visitar nuestro sitio web hoy mismo. Cuando se lance nuestro servicio de boletín (previsto para 2025), podrá registrarse para recibir actualizaciones y no perderse ninguna novedad sobre las ofertas adicionales gratuitas.

www.SaageBooks.com/es/metabolismo-bonus-WXXM9G

Estimados lectores,

Nos sentimos profundamente honrados de que hayan dedicado tiempo a leer nuestro libro de principio a fin. Nuestro mayor deseo es proporcionarles ideas valiosas y orientación práctica. Su confianza en nuestro trabajo significa mucho para nosotros. Esperamos que la lectura haya sido enriquecedora para ustedes. Si tienen alguna pregunta o sugerencia, no duden en contactarnos a través de nuestro sitio web.

Si han disfrutado de este libro, agradeceríamos enormemente una reseña honesta. Pueden dejar fácilmente su valoración honesta en la plataforma de venta donde compraron el libro.
¡Gracias por su apoyo!

Bendis Saage

Saage Media GmbH - Equipo

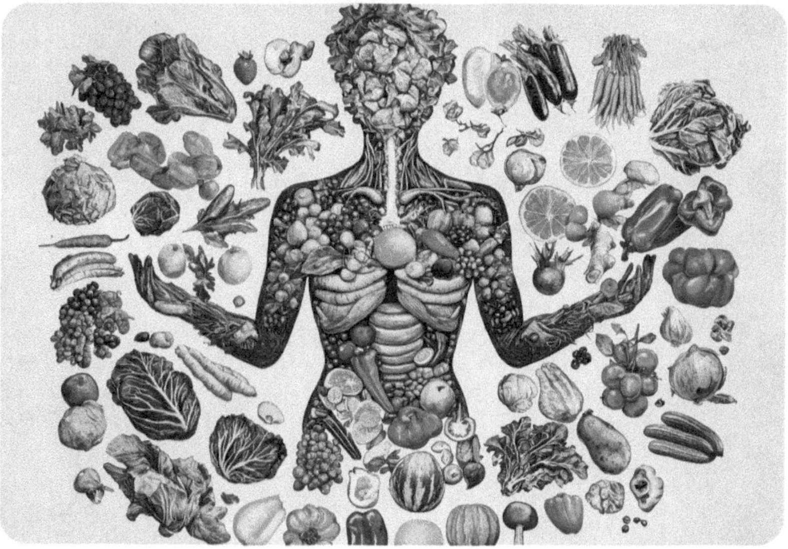

www.SaageBooks.com/es

¡Descubre más! Nuestro sitio web editorial te ofrece una variada selección de libros adicionales. Además de contenido gratuito y materiales exclusivos de bonificación, encontrarás información detallada sobre nuestras obras. Explora nuestra extensa oferta digital y déjate inspirar por experiencias adicionales de lectura.

www.SaageBooks.com/es

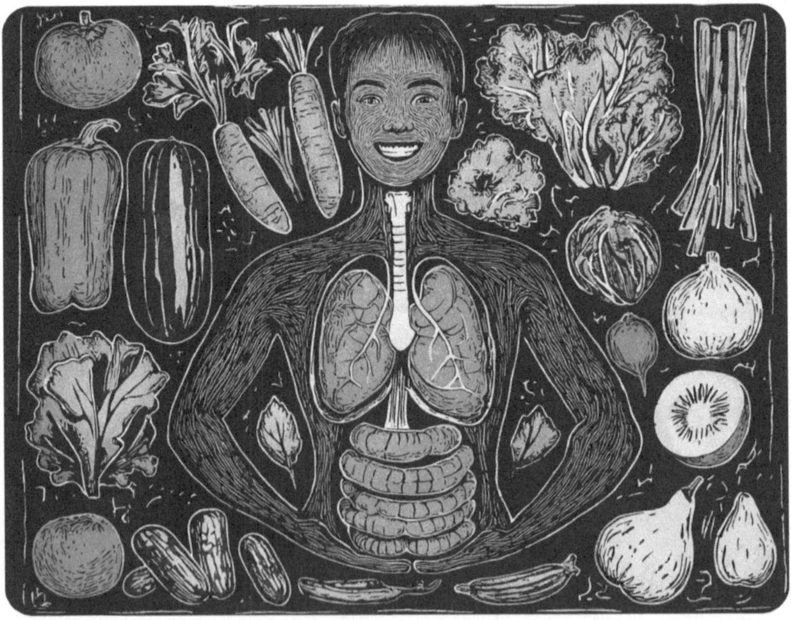

Fuentes

Nuestro sincero agradecimiento a todos los autores de las fuentes científicas y no científicas citadas, a los operadores de los sitios web referenciados y a los creadores de las imágenes, gráficos y estudios utilizados, cuyo valioso trabajo ha contribuido a la creación de este libro.

Para más información, le recomendamos visitar los sitios web de las fuentes.

Si descubre errores de asignación u otras inconsistencias, por favor contáctenos.

Todas las fuentes fueron consultadas por última vez el: 2025-02-11

[s1] - https://pmc.ncbi.nlm.nih.gov/articles/PMC3257700/

Autor:	Lauren Owen, Sandra I Sunram-Lea	**Título:**	Metabolic Agents that Enhance ATP can Improve Cognitive Functioning: A Review of the Evidence for Glucose, Oxygen, Pyruvate, Creatine, and L-Carnitine
DOI:	10.3390/nu3080735	**Fecha:**	2011 Aug 10
Sitio web:	PubMed Central (PMC)	**Editorial:**	Nutrients

[s2] - https://pmc.ncbi.nlm.nih.gov/articles/PMC3946160/

Autor:	Valter D Longo, Mark P Mattson	**Título:**	Fasting: Molecular Mechanisms and Clinical Applications
DOI:	10.1016/j.cmet.2013.12.008	**Fecha:**	2014 Jan 16
Sitio web:	PubMed Central (PMC)	**Editorial:**	Cell metabolism

[s3] - https://pmc.ncbi.nlm.nih.gov/articles/PMC7999488/

Autor:	Giulia Marrone, Cristina Guerriero, Daniela Palazzetti, Paolo Lido, Alessandro Marolla, Francesca Di Daniele, Annalisa Noce	**Título:**	Vegan Diet Health Benefits in Metabolic Syndrome
DOI:	10.3390/nu13030817	**Fecha:**	2021 Mar 2
Sitio web:	PubMed Central (PMC)	**Editorial:**	Nutrients

[s4] - https://pmc.ncbi.nlm.nih.gov/articles/PMC8569690/

Autor:	Tejaswini Ashok, Harivarsha Puttam, Victoria Clarice A Tarnate, Sharan Jhaveri, Chaithanya Avanthika, Amanda Guadalupe Trejo Treviño, Sandeep SL, Nazia T Ahmed	**Título:**	Role of Vitamin B12 and Folate in Metabolic Syndrome
por:	National Center for Biotechnology Information (NCBI)	**DOI:**	10.7759/cureus.18521
Fecha:	2021 Oct 6	**Sitio web:**	PubMed Central (PMC)
Editorial:	Cureus		

[s5] - https://pmc.ncbi.nlm.nih.gov/articles/PMC4488002/

Autor:	Romilly E Hodges, Deanna M Minich	**Título:**	Modulation of Metabolic Detoxification Pathways Using Foods and Food-Derived Components: A Scientific Review with Clinical Application
por:	PubMed Central (PMC)	**DOI:**	10.1155/2015/760689
Fecha:	2015 Jun 16	**Sitio web:**	pmc.ncbi.nlm.nih.gov
Editorial:	Journal of Nutrition and Metabolism		

[s6] - https://pmc.ncbi.nlm.nih.gov/articles/PMC4516560/

Autor:	Ruth E Patterson, Gail A Laughlin, Dorothy D Sears, Andrea Z LaCroix, Catherine Marinac, Linda C Gallo, Sheri J Hartman, Loki Natarajan, Carolyn M Senger, María Elena Martí nez, Adriana Villaseñor	**Título:**	INTERMITTENT FASTING AND HUMAN METABOLIC HEALTH
por:	Moores UCSD Cancer Center, University of California, San Diego	**DOI:**	10.1016/j.jand.2015.02.018
Fecha:	2015-04-06	**Sitio web:**	PubMed Central (PMC)

[s7] - https://pmc.ncbi.nlm.nih.gov/articles/PMC3735932/

Autor:	Gijs den Besten, Karen van Eunen, Albert K Groen, Koen Venema, Dirk-Jan Reijngoud, Barbara M Bakker	**Título:**	The role of short-chain fatty acids in the interplay between diet, gut microbiota, and host energy metabolism
por:	University Medical Center Groningen; TNO	**DOI:**	10.1194/jlr.R036012
Fecha:	2013 Sep	**Sitio web:**	PubMed Central (PMC)
Editorial:	Journal of Lipid Research		

[s8] - https://pmc.ncbi.nlm.nih.gov/articles/PMC3946160/

Autor:	Valter D Longo, Mark P Mattson	**Título:**	Fasting: Molecular Mechanisms and Clinical Applications
DOI:	10.1016/j.cmet.2013.12.008	**Fecha:**	2014 Jan 16
Sitio web:	PubMed Central (PMC)	**Editorial:**	Cell metabolism

[s9] - https://pmc.ncbi.nlm.nih.gov/articles/PMC4044302/

Autor:	Rashmi Mullur, Yan-Yun Liu, Gregory A Brent	**Título:**	Thyroid Hormone Regulation of Metabolism
por:	VA Greater Los Angeles Healthcare System, Departments of Medicine and Physiology, David Geffen School of Medicine at UCLA, Los Angeles, California	**DOI:**	10.1152/physrev.00030.2013
Fecha:	2014 Apr	**Sitio web:**	PubMed Central (PMC)
Editorial:	Physiological Reviews		

[s10] - https://pmc.ncbi.nlm.nih.gov/articles/PMC5466941/

Autor:	Michelle McMacken, Sapana Shah	**Título:**	A plant-based diet for the prevention and treatment of type 2 diabetes
DOI:	10.11909/j.issn.1671-5411.2017.05.009	**Fecha:**	2017 May
Sitio web:	PubMed Central (PMC)	**Editorial:**	Journal of Geriatric Cardiology : JGC

[s11] - https://pmc.ncbi.nlm.nih.gov/articles/PMC5579641/

Autor:	Hana Kahleova, Susan Levin, Neal Barnard	**Título:**	Cardio-Metabolic Benefits of Plant-Based Diets
por:	Physicians Committee for Responsible Medicine	**DOI:**	10.3390/nu9080848
Fecha:	2017 Aug 9	**Sitio web:**	PubMed Central (PMC)
Editorial:	Nutrients		

[s12] - https://pmc.ncbi.nlm.nih.gov/articles/PMC6723444/

Autor:	Insaf Berrazaga, Valérie Micard, Marine Gueugneau, Stéphane Walrand	**Título:**	The Role of the Anabolic Properties of Plant- versus Animal-Based Protein Sources in Supporting Muscle Mass Maintenance: A Critical Review
por:	National Center for Biotechnology Information (NCBI)	**DOI:**	10.3390/nu11081825
Fecha:	2019 Aug 7	**Sitio web:**	PubMed Central (PMC)
Editorial:	Nutrients		

[s13] - https://pmc.ncbi.nlm.nih.gov/articles/PMC8623061/

Autor:	Winston J Craig, Ann Reed Mangels, Ujué Fresán, Kate Marsh, Fayth L Miles, Angela V Saunders, Ella H Haddad, Celine E Heskey, Patricia Johnston, Enette Larson-Meyer, Michael Orlich	**Título:**	The Safe and Effective Use of Plant-Based Diets with Guidelines for Health Professionals
DOI:	10.3390/nu13114144	**Fecha:**	2021 Nov 19
Sitio web:	PubMed Central (PMC)	**Editorial:**	Nutrients

[s14] - https://pmc.ncbi.nlm.nih.gov/articles/PMC8804093/

Autor:	Sapna Langyan, Pranjal Yadava, Fatima Nazish Khan, Zahoor A Dar, Renu Singh, Ashok Kumar	**Título:**	Sustaining Protein Nutrition Through Plant-Based Foods
DOI:	10.3389/fnut.2021.772573	**Fecha:**	2022 Jan 18
Sitio web:	PubMed Central (PMC)	**Editorial:**	Frontiers in Nutrition

[s15] - https://pmc.ncbi.nlm.nih.gov/articles/PMC10665534/

Autor: Edyta Łuszczki, Faustina Boakye, Magdalena Zielińska, Katarzyna Dereń, Anna Bartosiewicz, Łukasz Oleksy, Artur Stolarczyk
Título: Vegan diet: nutritional components, implementation, and effects on adults' health
DOI: 10.3389/fnut.2023.1294497
Fecha: 2023 Nov 9
Sitio web: PubMed Central (PMC)
Editorial: Frontiers in Nutrition

[s16] - https://pmc.ncbi.nlm.nih.gov/articles/PMC10103000/

Autor: Minu S Thomas, Mariana Calle, Maria Luz Fernandez
Título: Healthy plant-based diets improve dyslipidemias, insulin resistance, and inflammation in metabolic syndrome. A narrative review
DOI: 10.1016/j.advnut.2022.10.002
Fecha: 2022 Dec 17
Sitio web: PubMed Central (PMC)
Editorial: Advances in Nutrition

[s17] - https://pmc.ncbi.nlm.nih.gov/articles/PMC10516628/

Autor: Tian Wang, Andrius Masedunskas, Walter C Willett, Luigi Fontana
Título: Vegetarian and vegan diets: benefits and drawbacks
DOI: 10.1093/eurheartj/ehad436
Fecha: 2023 Jul 14
Sitio web: PubMed Central (PMC)
Editorial: European Heart Journal

[s18] - https://pmc.ncbi.nlm.nih.gov/articles/PMC10573653/

Autor: Diana Zarantonello, Giuliano Brunori
Título: The Role of Plant-Based Diets in Preventing and Mitigating Chronic Kidney Disease: More Light than Shadows
por: Department of Nephrology, Santa Chiara Hospital, APSS
DOI: 10.3390/jcm12196137
Fecha: 2023 Sep 22
Sitio web: PubMed Central (PMC)
Editorial: Journal of Clinical Medicine

[s19] - https://pmc.ncbi.nlm.nih.gov/articles/PMC5579641/

Autor: Hana Kahleova, Susan Levin, Neal Barnard
Título: Cardio-Metabolic Benefits of Plant-Based Diets
por: Physicians Committee for Responsible Medicine, George Washington University School of Medicine and Health Sciences
DOI: 10.3390/nu9080848
Fecha: 2017 Aug 9
Sitio web: PubMed Central (PMC)
Editorial: Nutrients

[s20] - https://pmc.ncbi.nlm.nih.gov/articles/PMC9002735/

Autor: Michalina Banaszak, Ilona Górna, Juliusz Przysławski
Título: Non-Pharmacological Treatments for Insulin Resistance: Effective Intervention of Plant-Based Diets—A Critical Review
por: Poznan University of Medical Sciences
DOI: 10.3390/nu14071400
Fecha: 2022 Mar 27
Sitio web: PubMed Central (PMC)
Editorial: Nutrients

[s21] - https://pmc.ncbi.nlm.nih.gov/articles/PMC6742661/

Autor:	Evelyn Medawar, Sebastian Huhn, Arno Villringer, A Veronica Witte	**Título:**	The effects of plant-based diets on the body and the brain: a systematic review
DOI:	10.1038/s41398-019-0552-0	**Fecha:**	2019 Sep 12
Sitio web:	PubMed Central (PMC)	**Editorial:**	Nature Publishing Group

[s22] - https://pmc.ncbi.nlm.nih.gov/articles/PMC10665534/

Autor:	Edyta Łuszczki, Faustina Boakye, Magdalena Zielińska, Katarzyna Dereń, Anna Bartosiewicz, Łukasz Oleksy, Artur Stolarczyk	**Título:**	Vegan diet: nutritional components, implementation, and effects on adults' health
por:	National Center for Biotechnology Information (NCBI)	**DOI:**	10.3389/fnut.2023.1294497
Fecha:	2023 Nov 9	**Sitio web:**	PubMed Central (PMC)
Editorial:	Frontiers in Nutrition		

[s23] - https://pmc.ncbi.nlm.nih.gov/articles/PMC5466941/

Autor:	Michelle McMacken, Sapana Shah	**Título:**	A plant-based diet for the prevention and treatment of type 2 diabetes
por:	New York University School of Medicine	**DOI:**	10.11909/j.issn.1671-5411.2017.05.009
Fecha:	2017 May	**Sitio web:**	PubMed Central (PMC)
Editorial:	Journal of Geriatric Cardiology : JGC		

[s24] - https://pmc.ncbi.nlm.nih.gov/articles/PMC10573653/

Autor:	Diana Zarantonello, Giuliano Brunori	**Título:**	The Role of Plant-Based Diets in Preventing and Mitigating Chronic Kidney Disease: More Light than Shadows
DOI:	10.3390/jcm12196137	**Fecha:**	2023 Sep 22
Sitio web:	PubMed Central (PMC)	**Editorial:**	Journal of Clinical Medicine

[s25] - https://pmc.ncbi.nlm.nih.gov/articles/PMC8623061/

Autor:	Winston J Craig, Ann Reed Mangels, Ujué Fresán, Kate Marsh, Fayth L Miles, Angela V Saunders, Ella H Haddad, Celine E Heskey, Patricia Johnston, Enette Larson-Meyer, Michael Orlich	**Título:**	The Safe and Effective Use of Plant-Based Diets with Guidelines for Health Professionals
DOI:	10.3390/nu13114144	**Fecha:**	2021 Nov 19
Sitio web:	PubMed Central (PMC)	**Editorial:**	Nutrients

[s26] - https://pmc.ncbi.nlm.nih.gov/articles/PMC10773664/

Autor:	Tariq Aziz, Nageen Hussain, Zunaira Hameed, Lin Lin	**Título:**	Elucidating the role of diet in maintaining gut health to reduce the risk of obesity, cardiovascular and other age-related inflammatory diseases: recent challenges and future recommendations
DOI:	10.1080/19490976.2023.2297864	**Fecha:**	2024 Jan 4
Sitio web:	PubMed Central (PMC)		

[s27] - https://pmc.ncbi.nlm.nih.gov/articles/PMC8839325/

Autor:	Izzah Vasim, Chaudry N Majeed, Mark D DeBoer	**Título:**	Intermittent Fasting and Metabolic Health
por:	Wake Forest University School of Medicine, University of Virginia School of Medicine	**DOI:**	10.3390/nu14030631
Fecha:	2022 Jan 31	**Sitio web:**	PubMed Central (PMC)
Editorial:	Nutrients		

[s28] - https://pmc.ncbi.nlm.nih.gov/articles/PMC7999488/

Autor:	Giulia Marrone, Cristina Guerriero, Daniela Palazzetti, Paolo Lido, Alessandro Marolla, Francesca Di Daniele, Annalisa Noce	**Título:**	Vegan Diet Health Benefits in Metabolic Syndrome
por:	University of Rome Tor Vergata; National Library of Medicine (NLM); National Institutes of Health (NIH)	**DOI:**	10.3390/nu13030817
Fecha:	2021 Mar 2	**Sitio web:**	PubMed Central (PMC)
Editorial:	Nutrients		

[s29] - https://pmc.ncbi.nlm.nih.gov/articles/PMC10665534/

Autor:	Edyta Łuszczki, Faustina Boakye, Magdalena Zielińska, Katarzyna Dereń, Anna Bartosiewicz, Łukasz Oleksy, Artur Stolarczyk	**Título:**	Vegan diet: nutritional components, implementation, and effects on adults' health
por:	Institute of Health Sciences, Medical College of Rzeszów University, Rzeszów, Poland; Faculty of Health Sciences, Department of Physiotherapy, Jagiellonian University Medical College, Kraków, Poland; Orthopedic and Rehabilitation Department, Medical University of Warsaw, Warsaw, Poland	**DOI:**	10.3389/fnut.2023.1294497
Fecha:	2023 Nov 9	**Sitio web:**	PubMed Central (PMC)
Editorial:	Frontiers in Nutrition		

[s30] - https://pmc.ncbi.nlm.nih.gov/articles/PMC4488002/

Autor:	Romilly E Hodges, Deanna M Minich	**Título:**	Modulation of Metabolic Detoxification Pathways Using Foods and Food-Derived Components: A Scientific Review with Clinical Application
por:	University of Bridgeport; Institute for Functional Medicine; University of Western States	**DOI:**	10.1155/2015/760689
Fecha:	2015 Jun 16	**Sitio web:**	PubMed Central (PMC)
Editorial:	Journal of Nutrition and Metabolism		

[s31] - https://pmc.ncbi.nlm.nih.gov/articles/PMC4488002/

Autor:	Romilly E Hodges, Deanna M Minich	**Título:**	Modulation of Metabolic Detoxification Pathways Using Foods and Food-Derived Components: A Scientific Review with Clinical Application
por:	University of Bridgeport, Institute for Functional Medicine, University of Western States	**DOI:**	10.1155/2015/760689
Fecha:	2015 Jun 16	**Sitio web:**	PubMed Central (PMC)
Editorial:	Journal of Nutrition and Metabolism		

[s32] - https://pmc.ncbi.nlm.nih.gov/articles/PMC9953584/

Autor:	Merlin Jesso Abraham, Adham El Sherbini, Mohammad El-Diasty, Sussan Askari, Myron R Szewczuk	**Título:**	Restoring Epigenetic Reprogramming with Diet and Exercise to Improve Health-Related Metabolic Diseases
por:	Queen's University, Kingston Health Science Centre	**DOI:**	10.3390/biom13020318
Fecha:	2023 Feb 7	**Sitio web:**	PubMed Central (PMC)
Editorial:	Biomolecules		

[s33] - https://pmc.ncbi.nlm.nih.gov/articles/PMC8840645/

Autor:	Christopher Weyh, Karsten Krüger, Peter Peeling, Lindy Castell	**Título:**	The Role of Minerals in the Optimal Functioning of the Immune System
por:	University of Giessen, University of Western Australia, Green Templeton College, University of Oxford	**DOI:**	10.3390/nu14030644
Fecha:	2022 Feb 2	**Sitio web:**	PubMed Central (PMC)
Editorial:	Nutrients		

[s34] - https://pmc.ncbi.nlm.nih.gov/articles/PMC4772032/

Autor:	David O Kennedy	**Título:**	B Vitamins and the Brain: Mechanisms, Dose and Efficacy—A Review
por:	Brain, Performance and Nutrition Research Centre, Northumbria University	**DOI:**	10.3390/nu8020068
Fecha:	2016 Jan 28	**Sitio web:**	PubMed Central (PMC)
Editorial:	Nutrients		

[s35] - https://pmc.ncbi.nlm.nih.gov/articles/PMC4608274/

Autor:	Rani Polak, Edward M Phillips, Amy Campbell	**Título:**	Legumes: Health Benefits and Culinary Approaches to Increase Intake
por:	Institute of Lifestyle Medicine, Joslin Diabetes Center, Department of Physical Medicine & Rehabilitation, Harvard Medical School, Boston, MA; Good Measures—Education Content Development and Training, Boston, MA	**DOI:**	10.2337/diaclin.33.4.198
Fecha:	2015 Oct	**Sitio web:**	PubMed Central (PMC)
Editorial:	Clinical Diabetes : A Publication of the American Diabetes Association		

[s36] - https://pmc.ncbi.nlm.nih.gov/articles/PMC2941756/

Autor:	Richard J Bloomer, Mohammad M Kabir, Robert E Canale, John F Trepanowski, Kate E Marshall, Tyler M Farney, Kelley G Hammond	**Título:**	Effect of a 21 day Daniel Fast on metabolic and cardiovascular disease risk factors in men and women
por:	The University of Memphis	**DOI:**	10.1186/1476-511X-9-94
Fecha:	2010 Sep 3	**Sitio web:**	PubMed Central (PMC)
Editorial:	Lipids in Health and Disease		

[s37] - https://pmc.ncbi.nlm.nih.gov/articles/PMC4501369/

Autor:	Rebecca M Leech, Anthony Worsley, Anna Timperio, Sarah A McNaughton	**Título:**	Understanding meal patterns: definitions, methodology and impact on nutrient intake and diet quality
por:	Centre for Physical Activity and Nutrition Research (C-PAN), School of Exercise and Nutrition Sciences, Deakin University	**DOI:**	10.1017/S0954422414000262
Fecha:	2015 Jun	**Sitio web:**	PubMed Central (PMC)

[s38] -
https://www.nia.nih.gov/health/healthy-eating-nutrition-and-diet/healthy-meal-planning-tips-older-adults

Título:	Healthy Meal Planning: Tips for Older Adults	**por:**	National Institute on Aging
Sitio web:	National Institute on Aging	**Editorial:**	National Institute of Health (NIH)

[s39] - https://pmc.ncbi.nlm.nih.gov/articles/PMC7213043/

Autor:	Emily N C Manoogian, Amandine Chaix, Satchidananda Panda	**Título:**	When to Eat: The Importance of Eating Patterns in Health and Disease
DOI:	10.1177/0748730419892105	**Fecha:**	2019 Dec 8
Sitio web:	PubMed Central (PMC)		

[s40] - https://pmc.ncbi.nlm.nih.gov/articles/PMC9010393/

Autor:	Rochelle Davis, Michelle Rogers, Alison M Coates, Gloria K W Leung, Maxine P Bonham	**Título:**	The Impact of Meal Timing on Risk of Weight Gain and Development of Obesity: a Review of the Current Evidence and Opportunities for Dietary Intervention
DOI:	10.1007/s11892-022-01457-0	**Fecha:**	2022 Apr 11
Sitio web:	PubMed Central (PMC)	**Editorial:**	Current Diabetes Reports

[s41] - https://pmc.ncbi.nlm.nih.gov/articles/PMC5582404/

Autor:	Aránzazu Aparicio, Elena E Rodríguez-Rodríguez, Javier Aranceta-Bartrina, Ángel Gil, Marcela González-Gross, Lluis Serra-Majem, Gregorio Varela-Moreiras, Rosa Maria Ortega	**Título:**	Differences in meal patterns and timing with regard to central obesity in the ANIBES ('Anthropometric data, macronutrients and micronutrients intake, practice of physical activity, socioeconomic data and lifestyles in Spain') Study
DOI:	10.1017/S1368980017000635	**Fecha:**	2017 Apr 17
Sitio web:	PubMed Central (PMC)	**Editorial:**	Public Health Nutrition

[s42] - https://pmc.ncbi.nlm.nih.gov/articles/PMC8017325/

Autor:	Ju Young Kim	**Título:**	Optimal Diet Strategies for Weight Loss and Weight Loss Maintenance
por:	Department of Family Medicine, Seoul National University Bundang Hospital, Seongnam, Korea	**DOI:**	10.7570/jomes20065
Fecha:	2020 Oct 27	**Sitio web:**	PubMed Central (PMC)
Editorial:	Journal of Obesity & Metabolic Syndrome		

[s43] - https://pmc.ncbi.nlm.nih.gov/articles/PMC8304791/

Autor:	Ellen Niederberger, Michael J Parnham	**Título:**	The Impact of Diet and Exercise on Drug Responses
DOI:	10.3390/ijms22147692	**Fecha:**	2021 Jul 19
Sitio web:	PubMed Central (PMC)	**Editorial:**	International Journal of Molecular Sciences

[s44] - https://www.niddk.nih.gov/health-information/weight-management/take-charge-health-guide-teenagers

Título:	Take Charge of Your Health: A Guide for Teenagers	**por:**	National Institute of Diabetes and Digestive and Kidney Diseases (NIDDK)
Fecha:	2024-12-13	**Sitio web:**	NIDDK
Editorial:	NIDDK		

[s45] - https://pmc.ncbi.nlm.nih.gov/articles/PMC10661909/

Autor:	Lydia Alexander, Sandra M Christensen, Larry Richardson, Amy Beth Ingersoll, Karli Burridge, Angela Golden, Sara Karjoo, Danielle Cortez, Michael Shelver, Harold Edward Bays	**Título:**	Nutrition and physical activity: An Obesity Medicine Association (OMA) Clinical Practice Statement 2022
por:	Obesity Medicine Association (OMA)	**DOI:**	10.1016/j.obpill.2021.100005
Fecha:	2022 Jan 10	**Sitio web:**	PubMed Central (PMC)

[s46] - https://www.niddk.nih.gov/health-information/weight-management/myths-nutrition-physical-activity

Título:	Some Myths about Nutrition & Physical Activity	**por:**	National Institute of Diabetes and Digestive and Kidney Diseases (NIDDK)
Fecha:	2025-01-08	**Sitio web:**	NIDDK
Editorial:	NIDDK - National Institute of Diabetes and Digestive and Kidney Diseases		

[s47] - https://www.niddk.nih.gov/health-information/weight-management/keep-active-eat-healthy-feel-great

Título:	Keep Active & Eat Healthy to Improve Well-being & Feel Great - NIDDK	**por:**	National Institute of Diabetes and Digestive and Kidney Diseases (NIDDK)
Fecha:	2025-01-08	**Sitio web:**	NIDDK
Editorial:	NIDDK - National Institute of Diabetes and Digestive and Kidney Diseases		

[s48] - https://pmc.ncbi.nlm.nih.gov/articles/PMC8017325/

Autor:	Ju Young Kim	**Título:**	Optimal Diet Strategies for Weight Loss and Weight Loss Maintenance
por:	Department of Family Medicine, Seoul National University Bundang Hospital, Seongnam, Korea	**DOI:**	10.7570/jomes20065
Fecha:	2020 Oct 27	**Sitio web:**	PubMed Central (PMC)
Editorial:	Journal of Obesity & Metabolic Syndrome		

[s49] - https://pubmed.ncbi.nlm.nih.gov/17313722/

Autor:	Poortvliet PC, Bérubé-Parent S, Drapeau V, Lamarche B, Blundell JE, Tremblay A	**Título:**	Effects of a healthy meal course on spontaneous energy intake, satiety and palatability
DOI:	10.1017/S000711450738135X	**Fecha:**	2007 Mar
Sitio web:	PubMed	**Editorial:**	Br J Nutr

[s50] - https://pubmed.ncbi.nlm.nih.gov/34067077/

Autor:	Rossi L, Ferrari M, Martone D, Benvenuti L, De Santis A	**Título:**	The Promotions of Sustainable Lunch Meals in School Feeding Programs: The Case of Italy
por:	National Center for Biotechnology Information (NCBI)	**DOI:**	10.3390/nu13051571
Fecha:	05/07/2021	**Sitio web:**	PubMed
Editorial:	Nutrients		

[s51] - https://pmc.ncbi.nlm.nih.gov/articles/PMC10271820/

Autor:	Celia J Prynne, Caroline Handford, Valerie Dunn, Diane Bamber, Ian M Goodyer, Alison M Stephen	**Título:**	The quality of midday meals eaten at school by adolescents; school lunches compared with packed lunches and their contribution to total energy and nutrient intakes
por:	MRC Human Nutrition Research, Elsie Widdowson Laboratory; Department of Psychiatry, University of Cambridge	**DOI:**	10.1017/S1368980011002205
Fecha:	2011 Sep 7	**Sitio web:**	PubMed Central (PMC)
Editorial:	Public Health Nutrition		

[s52] - https://pmc.ncbi.nlm.nih.gov/articles/PMC4501369/

Autor:	Rebecca M Leech, Anthony Worsley, Anna Timperio, Sarah A McNaughton	**Título:**	Understanding meal patterns: definitions, methodology and impact on nutrient intake and diet quality
por:	Deakin University	**DOI:**	10.1017/S0954422414000262
Fecha:	2015 Jun	**Sitio web:**	PubMed Central (PMC)

[s53] - https://pmc.ncbi.nlm.nih.gov/articles/PMC10818516/

Autor:	Giuseppina Federici, Vincenzo Marcotrigiano, Erica Bino, Alberto Lovat, Angela Padoin, Gerardo Salerno, Pamela D'Incà, Christian Napoli, Sandro Cinquetti	**Título:**	Healthy Snack Project: Improving Healthy Choices through Multidisciplinary Food Education Actions
por:	Local Health Authority "ULSS 1 Dolomiti", Sapienza University of Rome	**DOI:**	10.3390/nu16020255
Fecha:	2024 Jan 14	**Sitio web:**	PMC (PubMed Central)
Editorial:	Nutrients		

[s54] - https://pmc.ncbi.nlm.nih.gov/articles/PMC5227968/

Autor:	Melissa Anne Fernandez, André Marette	**Título:**	Potential Health Benefits of Combining Yogurt and Fruits Based on Their Probiotic and Prebiotic Properties
DOI:	10.3945/an.115.011114	**Fecha:**	2017 Jan 11
Sitio web:	PubMed Central (PMC)	**Editorial:**	Advances in Nutrition

[s55] - https://pubmed.ncbi.nlm.nih.gov/29486784/

Autor:	Si Hassen W, Castetbon K, Tichit C, Péneau S, Nechba A, Ducrot P, Lampuré A, Bellisle F, Hercberg S, Méjean C	**Título:**	Energy, nutrient and food content of snacks in French adults
por:	PubMed	**DOI:**	10.1186/s12937-018-0336-z
Fecha:	02/27/2018	**Sitio web:**	PubMed
Editorial:	Nutr J		

[s56] - https://pubmed.ncbi.nlm.nih.gov/25266206/

Autor:	Ortinau LC, Hoertel HA, Douglas SM, Leidy HJ	**Título:**	Effects of high-protein vs. high- fat snacks on appetite control, satiety, and eating initiation in healthy women
por:	PubMed	**DOI:**	10.1186/1475-2891-13-97
Fecha:	09/29/2014	**Sitio web:**	PubMed
Editorial:	Nutr J		

[s57] - https://pmc.ncbi.nlm.nih.gov/articles/PMC5015032/

Autor:	Valentine Yanchou Njike, Teresa M Smith, Omree Shuval, Kerem Shuval, Ingrid Edshteyn, Vahid Kalantari, Amy L Yaroch	**Título:**	Snack Food, Satiety, and Weight
DOI:	10.3945/an.115.009340	**Fecha:**	2016 Sep 7
Sitio web:	PubMed Central (PMC)	**Editorial:**	Advances in Nutrition

[s58] - https://pubmed.ncbi.nlm.nih.gov/24084509/

Autor:	Tan SY; Mattes RD.	**Título:**	Appetitive, dietary and health effects of almonds consumed with meals or as snacks: a randomized, controlled trial
DOI:	10.1038/ejcn.2013.184	**Fecha:**	2013 Nov
Sitio web:	PubMed	**Editorial:**	Eur J Clin Nutr

[s59] - https://pubmed.ncbi.nlm.nih.gov/16376636/

Autor:	Ziegler P;Briefel R;Ponza M;Novak T;Hendricks K	**Título:**	Nutrient intakes and food patterns of toddlers' lunches and snacks: influence of location
por:	National Center for Biotechnology Information (NCBI)	**DOI:**	10.1016/j.jada.2005.09.036
Fecha:	2006 Jan	**Sitio web:**	PubMed
Editorial:	J Am Diet Assoc		

[s60] - https://pubmed.ncbi.nlm.nih.gov/23742659/

Autor:	Ortinau LC, Culp JM, Hoertel HA, Douglas SM, Leidy HJ	**Título:**	The effects of increased dietary protein yogurt snack in the afternoon on appetite control and eating initiation in healthy women
DOI:	10.1186/1475-2891-12-71	**Fecha:**	06/06/2013
Sitio web:	PubMed	**Editorial:**	Nutr J

[s61] - https://pmc.ncbi.nlm.nih.gov/articles/PMC7810167/

Autor:	Jawaid Shaw, Victoria Tate, Jennifer Hanson, Jasmohan S Bajaj	**Título:**	What diet should I recommend my patient with Hepatic Encephalopathy?
por:	Virginia Commonwealth University; McGuire VA Medical Center	**DOI:**	10.1007/s11901-020-00510-4
Fecha:	2020 Mar 5	**Sitio web:**	PubMed Central (PMC)

[s62] - https://pmc.ncbi.nlm.nih.gov/articles/PMC10420913/

Autor:	Laura Leoni, Filippo Valoriani, Riccardo Barbieri, Martina Pambianco, Martina Vinciguerra, Chiara Sicuro, Antonio Colecchia, Renata Menozzi, Federico Ravaioli	**Título:**	Unlocking the Power of Late-Evening Snacks: Practical Ready-to-Prescribe Chart Menu for Patients with Cirrhosis
por:	University Hospital of Modena and Reggio Emilia; University of Modena & Reggio Emilia; University of Bologna	**DOI:**	10.3390/nu15153471
Fecha:	2023 Aug 5	**Sitio web:**	PMC (PubMed Central)

[s63] - https://pmc.ncbi.nlm.nih.gov/articles/PMC5946297/

Autor:	Roswitha Siener	**Título:**	Dietary Treatment of Metabolic Acidosis in Chronic Kidney Disease
por:	University Stone Centre, Department of Urology, University of Bonn	**DOI:**	10.3390/nu10040512
Fecha:	2018 Apr 20	**Sitio web:**	PubMed Central (PMC)
Editorial:	Nutrients		

[s64] - https://pmc.ncbi.nlm.nih.gov/articles/PMC8308732/

Autor:	Małgorzata Szczuko, Justyna Kikut, Urszula Szczuko, Iwona Szydłowska, Jolanta Nawrocka-Rutkowska, Maciej Ziętek, Donatella Verbanac, Luciano Saso	**Título:**	Nutrition Strategy and Life Style in Polycystic Ovary Syndrome—Narrative Review
por:	Pomeranian Medical University in Szczecin; University of Zagreb; Sapienza University	**DOI:**	10.3390/nu13072452
Fecha:	2021 Jul 18	**Sitio web:**	PubMed Central (PMC)
Editorial:	MDPI		

[s65] - https://pmc.ncbi.nlm.nih.gov/articles/PMC7146511/

Autor:	Pietro Manuel Ferraro, Matteo Bargagli, Alberto Trinchieri, Giovanni Gambaro	**Título:**	Risk of Kidney Stones: Influence of Dietary Factors, Dietary Patterns, and Vegetarian–Vegan Diets
DOI:	10.3390/nu12030779	**Fecha:**	2020 Mar 15
Sitio web:	PubMed Central (PMC)		

[s66] - https://www.mdpi.com/2072-6643/16/24/4323

Autor:	María Ángeles Martín, Sonia Ramos	**Título:**	Effects of Phytochemicals on Metabolic Diseases and Human Health
por:	Multidisciplinary Digital Publishing Institute	**DOI:**	10.3390/nu16244323
Fecha:	2024-12-14	**Sitio web:**	MDPI
Editorial:	Multidisciplinary Digital Publishing Institute		

[s67] - https://pmc.ncbi.nlm.nih.gov/articles/PMC10665534/

Autor:	Edyta Łuszczki, Faustina Boakye, Magdalena Zielińska, Katarzyna Dereń, Anna Bartosiewicz, Łukasz Oleksy, Artur Stolarczyk	**Título:**	Vegan diet: nutritional components, implementation, and effects on adults' health
DOI:	10.3389/fnut.2023.1294497	**Fecha:**	2023 Nov 9
Sitio web:	PubMed Central (PMC)	**Editorial:**	Frontiers in Nutrition

[s68] - https://pmc.ncbi.nlm.nih.gov/articles/PMC7922953/

Autor:	Marina Reguero, Marta Gómez de Cedrón, Sonia Wagner, Guillermo Reglero, José Carlos Quintela, Ana Ramírez de Molina	**Título:**	Precision Nutrition to Activate Thermogenesis as a Complementary Approach to Target Obesity and Associated-Metabolic-Disorders
DOI:	10.3390/cancers13040866	**Fecha:**	2021 Feb 18
Sitio web:	PubMed Central (PMC)	**Editorial:**	MDPI

[s69] - https://pmc.ncbi.nlm.nih.gov/articles/PMC4517036/

Autor:	Tiziana Montalcini, Daniele De Bonis, Yvelise Ferro, Ilaria Carè, Elisa Mazza, Francesca Accattato, Marta Greco, Daniela Foti, Stefano Romeo, Elio Gulletta, Arturo Pujia	**Título:**	High Vegetable Fats Intake Is Associated with High Resting Energy Expenditure in Vegetarians
por:	University Magna Grecia, Catanzaro, Italy; University of Gothenburg, Gothenburg, Sweden	**DOI:**	10.3390/nu7075259
Fecha:	2015 Jul 17	**Sitio web:**	PubMed Central (PMC)
Editorial:	MDPI		

[s70] - https://pmc.ncbi.nlm.nih.gov/articles/PMC4516560/

Autor:	Ruth E Patterson, Gail A Laughlin, Dorothy D Sears, Andrea Z LaCroix, Catherine Marinac, Linda C Gallo, Sheri J Hartman, Loki Natarajan, Carolyn M Senger, María Elena Martí nez, Adriana Villaseñor	**Título:**	INTERMITTENT FASTING AND HUMAN METABOLIC HEALTH
por:	Moores UCSD Cancer Center, University of California, San Diego	**DOI:**	10.1016/j.jand.2015.02.018
Fecha:	2015-04-06	**Sitio web:**	PubMed Central (PMC)

[s71] - https://pmc.ncbi.nlm.nih.gov/articles/PMC5388543/

Autor:	Valter D Longo, Satchidananda Panda	**Título:**	Fasting, circadian rhythms, and time restricted feeding in healthy lifespan
por:	University of Southern California, IFOM, FIRC Institute of Molecular Oncology, Salk institute for Biological Studies	**DOI:**	10.1016/j.cmet.2016.06.001
Fecha:	2016 Jun 14	**Sitio web:**	PubMed Central (PMC)
Editorial:	Cell metabolism		

[s72] - https://pmc.ncbi.nlm.nih.gov/articles/PMC10528391/

Autor:	Maria M Mihaylova, Amandine Chaix, Mirela Delibegovic, Jon J Ramsey, Joseph Bass, Girish Melkani, Rajat Singh, Zheng Chen, William W Ja, Michele Shirasu-Hiza, Mary N Latimer, Julie A Mattison, Anna E Thalacker-Mercer, Vishwa Deep Dixit, Satchidananda Panda, Dudley W Lamming	**Título:**	When a calorie is not just a calorie: diet quality and timing as mediators of metabolism and healthy aging
DOI:	10.1016/j.cmet.2023.06.008	**Fecha:**	2023 Jun 30
Sitio web:	PubMed Central (PMC)	**Editorial:**	Cell metabolism

[s73] - https://pmc.ncbi.nlm.nih.gov/articles/PMC10803520/

Autor:	Elham Hosseini, Achraf Ammar, Jessica K Josephson, Deanna L Gibson, Gholamreza Askari, Nicola L Bragazzi, Khaled Trabelsi, Wolfgang I Schöllhorn, Zeinab Mokhtari	**Título:**	Fasting diets: what are the impacts on eating behaviors, sleep, mood, and well-being?
DOI:	10.3389/fnut.2023.1256101	**Fecha:**	2024 Jan 9
Sitio web:	PubMed Central (PMC)	**Editorial:**	Frontiers in Nutrition

[s74] - https://pmc.ncbi.nlm.nih.gov/articles/PMC8839325/

Autor:	Izzah Vasim, Chaudry N Majeed, Mark D DeBoer	**Título:**	Intermittent Fasting and Metabolic Health
por:	Wake Forest University School of Medicine; University of Virginia School of Medicine	**DOI:**	10.3390/nu14030631
Fecha:	2022 Jan 31	**Sitio web:**	PubMed Central (PMC)
Editorial:	Nutrients		

[s75] - https://pmc.ncbi.nlm.nih.gov/articles/PMC8878449/

Autor:	Emilia Papakonstantinou, Christina Oikonomou, George Nychas, George D Dimitriadis	**Título:**	Effects of Diet, Lifestyle, Chrononutrition and Alternative Dietary Interventions on Postprandial Glycemia and Insulin Resistance
por:	Agricultural University of Athens; National and Kapodistrian University of Athens	**DOI:**	10.3390/nu14040823
Fecha:	2022 Feb 16	**Sitio web:**	PMC (PubMed Central)
Editorial:	Nutrients		

[s76] - https://pubmed.ncbi.nlm.nih.gov/21483792/

Autor:	Wielinga PY; Yakala GK; Heeringa P; Kleemann R; Kooistra T	**Título:**	Beneficial effects of alternate dietary regimen on liver inflammation, atherosclerosis and renal activation
DOI:	10.1371/journal.pone.0018432	**Fecha:**	03/31/2011
Sitio web:	PubMed	**Editorial:**	PLoS One

[s77] - https://pmc.ncbi.nlm.nih.gov/articles/PMC3144606/

Autor:	M S Chaya, H R Nagendra	**Título:**	Long-term effect of yogic practices on diurnal metabolic rates of healthy subjects
DOI:	10.4103/0973-6131.36761	**Fecha:**	2008 Jan-Jun
Sitio web:	PubMed Central (PMC)	**Editorial:**	International Journal of Yoga

[s78] - https://pmc.ncbi.nlm.nih.gov/articles/PMC10713007/

Autor:	Fadi J Charchar, Priscilla R Prestes, Charlotte Mills, Siew Mooi Ching, Dinesh Neupane, Francine Z Marques, James E Sharman, Liffert Vogt, Louise M Burrell, Lyudmila Korostovtseva, Manja Zec, Mansi Patil, Martin G Schultz, Matthew P Wallen, Nicolás F Renna, Sheikh Mohammed Shariful Islam, Swapnil Hiremath, Tshewang Gyeltshen, Yook-Chin Chia, Abhinav Gupta, Aletta E Schutte, Britt Klein, Claudio Borghi, Colette J Browning, Marta Czesnikiewicz-Guzik, Hae-Young Lee, Hiroshi Itoh, Katsuyuki Miura, Mattias Brunström, Norm RC Campbell, Olutope Arinola Akinnibossun, Praveen Veerabhadrappa, Richard D Wainford, Ruan Kruger, Shane A Thomas, Takahiro Komori, Udaya Ralapanawa, Véronique A Cornelissen, Vikas Kapil, Yan Li, Yuqing Zhang, Tazeen H Jafar, Nadia Khan, Bryan Williams	**Título:**	Lifestyle management of hypertension: International Society of Hypertension position paper endorsed by the World Hypertension League and European Society of Hypertension
Sitio web:	PMC (PubMed Central)		

[s79] - https://pmc.ncbi.nlm.nih.gov/articles/PMC4895748/

Autor:	Hari Sharma	**Título:**	Meditation: Process and effects
por:	Center for Integrative Medicine, Department of Family Medicine, College of Medicine, The Ohio State University, Columbus, Ohio, USA	**DOI:**	10.4103/0974-8520.182756
Fecha:	2015 Jul-Sep	**Sitio web:**	PubMed Central (PMC)
Editorial:	Ayu		

[s80] - https://pmc.ncbi.nlm.nih.gov/articles/PMC5859128/

Autor:	Sigrid Breit, Aleksandra Kupferberg, Gerhard Rogler, Gregor Hasler	**Título:**	Vagus Nerve as Modulator of the Brain–Gut Axis in Psychiatric and Inflammatory Disorders
por:	University Hospital of Psychiatry, University of Bern; University Hospital Zurich	**DOI:**	10.3389/fpsyt.2018.00044
Fecha:	2018 Mar 13	**Sitio web:**	PMC (PubMed Central)
Editorial:	Frontiers in Psychiatry		

[s81] - https://pmc.ncbi.nlm.nih.gov/articles/PMC2941756/

Autor:	Richard J Bloomer, Mohammad M Kabir, Robert E Canale, John F Trepanowski, Kate E Marshall, Tyler M Farney, Kelley G Hammond	**Título:**	Effect of a 21 day Daniel Fast on metabolic and cardiovascular disease risk factors in men and women
por:	The University of Memphis	**DOI:**	10.1186/1476-511X-9-94
Fecha:	2010 Sep 3	**Sitio web:**	PubMed Central (PMC)
Editorial:	Lipids in Health and Disease		

[s82] - https://pmc.ncbi.nlm.nih.gov/articles/PMC8017325/

Autor:	Ju Young Kim	**Título:**	Optimal Diet Strategies for Weight Loss and Weight Loss Maintenance
por:	Department of Family Medicine, Seoul National University Bundang Hospital, Seongnam, Korea	**DOI:**	10.7570/jomes20065
Fecha:	2020 Oct 27	**Sitio web:**	PubMed Central (PMC)
Editorial:	Journal of Obesity & Metabolic Syndrome		

[s83] - https://pmc.ncbi.nlm.nih.gov/articles/PMC10516628/

Autor:	Tian Wang, Andrius Masedunskas, Walter C Willett, Luigi Fontana	**Título:**	Vegetarian and vegan diets: benefits and drawbacks
por:	Charles Perkins Center, University of Sydney; Faculty of Medicine and Health, University of Sydney; Department of Epidemiology, Harvard T. H. Chan School of Public Health; Department of Endocrinology, Royal Prince Alfred Hospital; Department of Clinical and Experimental Sciences, Brescia University	**DOI:**	10.1093/eurheartj/ehad436
Fecha:	2023 Jul 14	**Sitio web:**	PubMed Central (PMC)
Editorial:	European Heart Journal		

[s84] - https://pmc.ncbi.nlm.nih.gov/articles/PMC9953584/

Autor:	Merlin Jesso Abraham; Adham El Sherbini; Mohammad El-Diasty; Sussan Askari; Myron R Szewczuk	**Título:**	Restoring Epigenetic Reprogramming with Diet and Exercise to Improve Health-Related Metabolic Diseases
por:	Queen's University; Kingston Health Science Centre	**DOI:**	10.3390/biom13020318
Fecha:	2023 Feb 7	**Sitio web:**	PubMed Central (PMC)

[s85] - https://pmc.ncbi.nlm.nih.gov/articles/PMC4516560/

Autor:	Ruth E Patterson, Gail A Laughlin, Dorothy D Sears, Andrea Z LaCroix, Catherine Marinac, Linda C Gallo, Sheri J Hartman, Loki Natarajan, Carolyn M Senger, María Elena Martínez, Adriana Villaseñor	**Título:**	INTERMITTENT FASTING AND HUMAN METABOLIC HEALTH
por:	Moores UCSD Cancer Center, University of California, San Diego	**DOI:**	10.1016/j.jand.2015.02.018
Fecha:	2015 Apr 6	**Sitio web:**	PubMed Central (PMC)

[s86] - https://pmc.ncbi.nlm.nih.gov/articles/PMC10665534/

Autor:	Edyta Łuszczki, Faustina Boakye, Magdalena Zielińska, Katarzyna Dereń, Anna Bartosiewicz, Łukasz Oleksy, Artur Stolarczyk	**Título:**	Vegan diet: nutritional components, implementation, and effects on adults' health
por:	Institute of Health Sciences, Medical College of Rzeszów University, Rzeszów, Poland; Faculty of Health Sciences, Department of Physiotherapy, Jagiellonian University Medical College, Kraków, Poland; Orthopedic and Rehabilitation Department, Medical University of Warsaw, Warsaw, Poland	**DOI:**	10.3389/fnut.2023.1294497
Fecha:	2023 Nov 9	**Sitio web:**	PubMed Central (PMC)
Editorial:	Frontiers in Nutrition		

[s87] - https://pmc.ncbi.nlm.nih.gov/articles/PMC6378495/

Autor:	James M Rippe	**Título:**	Lifestyle Strategies for Risk Factor Reduction, Prevention, and Treatment of Cardiovascular Disease
por:	Rippe Lifestyle Institute, Shrewsbury, Massachusetts	**DOI:**	10.1177/1559827618812395
Fecha:	2018 Dec 2	**Sitio web:**	PubMed Central (PMC)
Editorial:	American Journal of Lifestyle Medicine		

[s88] - https://pmc.ncbi.nlm.nih.gov/articles/PMC10057430/

Autor:	Shaneerra Raajlynn Kaur Sidhu, Chin Wei Kok, Thubasni Kunasegaran, Amutha Ramadas	**Título:**	Effect of Plant-Based Diets on Gut Microbiota: A Systematic Review of Interventional Studies
por:	Jeffrey Cheah School of Medicine and Health Sciences, Monash University Malaysia	**DOI:**	10.3390/nu15061510
Fecha:	2023 Mar 21	**Sitio web:**	PubMed Central (PMC)
Editorial:	Nutrients		

Fuentes de imágenes

Las imágenes no listadas son de creación propia o fueron adquiridas con la licencia correspondiente. Todos los derechos están reservados para estas imágenes.

Para todas las demás imágenes listadas aquí:
Ninguna de las imágenes fue modificada, solo se ajustó la resolución. En la versión eBook, las imágenes se compilaron en collages numerados. Todas las imágenes permanecen sujetas a su licencia original y se utilizan de acuerdo con sus respectivos términos de licencia. Si descubre errores de atribución u otras discrepancias, contáctenos.

Fecha de la revisión final de la imagen: 2025-02-11.

Licencia utilizada

CC0	http://creativecommons.org/publicdomain/zero/1.0/deed.en

Créditos de imágenes

[i1] - 001_001_001_image_insulin.jpeg
https://upload.wikimedia.org/wikipedia/commons/5/57/Human-insulin-hexamer-3D-ribbons.png

Date:	2007-04-22	**por:**	Benjah-bmm27
License:	Public domain		

[i2] - 001_001_001_image_ketonkoerper.jpeg
https://upload.wikimedia.org/wikipedia/commons/c/cb/Ketone_bodies.png

Date:	2007-10-02	**por:**	Edgar181
License:	Public domain		

[i3] - 001_001_001_image_ballaststoffe.jpeg
https://upload.wikimedia.org/wikipedia/commons/3/3d/Fruit%2C_Vegetables_and_Grain_NCI_Visuals_Online.jpg

Date:	1989	**por:**	Lobo
Artista:	Unknown authorUnknown author	**License:**	Public domain

[i4] - 001_001_002_image_adiponektin.jpeg
https://upload.wikimedia.org/wikipedia/commons/1/13/PBB_Protein_ADIPOQ_image.jpg

Date:	21 October 2007	**por:**	File Upload Bot (Magnus Manske)
Artista:	ProteinBoxBot	**License:**	Public domain

[i5] - 001_001_002_image_kurzkettige_fettsaeuren.jpeg
https://upload.wikimedia.org/wikipedia/commons/3/32/Valeric-acid-3D-balls-B.png

Date:	2010-08-01	**por:**	Jynto
License:	Public domain		

[i6] - 001_002_003_image_butyrat.jpeg
https://upload.wikimedia.org/wikipedia/commons/d/d4/Butyric-acid-3D-balls.png

Date:	2007-07-29	**por:**	Benjah-bmm27
Artista:	Ben Mills	**License:**	Public domain

[i7] - 001_003_003_image_coenzym.jpeg
https://upload.wikimedia.org/wikipedia/commons/1/1f/Coenzyme-A-3D-vdW.png

Date:	2007-02-18	**por:**	Benjah-bmm27
License:	Public domain		

[i8] - 001_003_003_image_enzym.jpeg
https://upload.wikimedia.org/wikipedia/commons/7/78/Purine_Nucleoside_Phosphorylase.jpg

Date:	2004-12-17	**por:**	Chris 73
License:	Public domain		

[i9] - 002_001_001_image_frischhaltedose.jpeg
https://upload.wikimedia.org/wikipedia/commons/b/b4/FEMA_-_39207_-_Food_storage_containers_stacked_on_shipping_pallets_in_Texas.jpg

Date:	2008-10-10	**por:**	BotMultichillT
Artista:	Greg Henshall	**License:**	Public domain

[i10] - 002_001_001_image_schneidebrett.jpeg
https://upload.wikimedia.org/wikipedia/commons/9/9e/Wooden_cutting_board_2017.jpg

Date:	2017-08-29	**por:**	Fructibus
License:	CC0		

[i11] - 002_001_002_image_huelsenfruechte.jpeg
https://upload.wikimedia.org/wikipedia/commons/e/e7/Various_legumes.jpg

Date:	2013-12-13	**por:**	FarnhamJ
Artista:	Keith Weller, Agricultural Research Service, USDA	**License:**	Public domain

[i12] - 002_001_002_image_kuechenutensilien.jpeg
https://upload.wikimedia.org/wikipedia/commons/a/a2/Bronze_Cooking_Utensil_%289967194513%29.jpg

Date:	2009-03-12	**por:**	Aldermanseven
Artista:	Gary Todd	**License:**	CC0

[i13] - 002_001_002_image_nuesse.jpeg
https://upload.wikimedia.org/wikipedia/commons/a/ae/Pecans%2C_hazelnuts%2C_walnuts%2C_almonds%2C_Brazil_nuts_on_a_table_with_logs_2.jpg

Date:	2016-12-22	**por:**	Baileynorwood
License:	CC0		

[i14] - 002_001_002_image_quinoa.jpeg
https://upload.wikimedia.org/wikipedia/commons/1/16/Bolivian_tricolor_quinoa_%282%29.jpg

Date:	2024-04-09	**por:**	Fumikas Sagisavas
License:	CC0		

[i15] - 002_001_003_image_gemueselasagne.jpeg
https://upload.wikimedia.org/wikipedia/commons/a/ae/Lasagna_Serving.jpg

Date:	2016-07-03	**por:**	Miansari66
License:	CC0		

[i16] - 002_002_002_image_heisshunger.jpeg
https://upload.wikimedia.org/wikipedia/commons/d/d2/Cravings_%28Unsplash%29.jpg

Date:	Taken	**por:**	Fæ
Artista:	brookelark	**License:**	CC0

[i17] - 002_003_003_image_meditation.jpeg
https://upload.wikimedia.org/wikipedia/commons/0/00/Meditation_Focus_Point.jpg

Date:	2024-12-12	**por:**	Bondigoldwiki
License:	CC0		

[i18] - 003_001_001_image_avocado.jpeg
https://upload.wikimedia.org/wikipedia/commons/4/42/Garden_breakfast_-_Garden_Caf%C3%A9_Brighton_2023-12-30.jpg

Date:	2023-12-30	**por:**	Onthewings
Artista:	Andy Li	**License:**	CC0

[i19] - 003_001_001_image_haferflocken.jpeg
https://upload.wikimedia.org/wikipedia/commons/8/8b/GD_%E5%BB%A3%E6%9D%B1_Guangdong_%E6%B1%95%E9%A0%AD%E7%8C%9B%E7%8D%85%E5%87%B1%E8%90%8A%E9%85%92%E5%BA%97_Shantou_Menshine_Gloria_Plaza_Hotel_%E9%A4%90%E5%BB%B3_restaurant_%E6%97%A9%E9%A4%90_breakfast_buffet_oatmeal_n_milk_December_2023_Red7_03.jpg

Date:	2023-12-26	**por:**	Tang HungTze Fat
License:	CC0		

[i20] - 003_001_001_image_porridge.jpeg
https://upload.wikimedia.org/wikipedia/commons/0/03/Jennifer_Pallian_2016-10-07_%28Unsplash_DfbrRpHTLy0%29.jpg

Date:	2016-10-07	**por:**	Fæ
Artista:	foodess	**License:**	CC0

[i21] - 003_001_002_image_gemuese.jpeg
https://upload.wikimedia.org/wikipedia/commons/6/64/Tacos_with_refried_beans_and_textured_vegetable_protein%2C_plus_salad_with_homemade_tea_egg%2C_plus_cheddar_cheese%2C_olive_oil%2C_and_black_pepper_-_Massachusetts.jpg

Date:	Taken	**por:**	Daderot
License:	CC0		

[i22] - 003_001_003_image_linsen.jpeg
https://upload.wikimedia.org/wikipedia/commons/7/71/Healthy_Lentil_Salad_%28Unsplash%29.jpg

Date:	2017-02-14	**por:**	Fæ
Artista:	jamessutton_photography	**License:**	CC0

[i23] - 003_002_001_image_beeren.jpeg
https://upload.wikimedia.org/wikipedia/commons/4/45/Alaska_wild_berries.jpg

Date:	2005-12-11	**por:**	Neutrality
Artista:	U.S. Fish and Wildlife Service	**License:**	Public domain

[i24] - 003_002_001_image_naturjoghurt.jpeg
https://upload.wikimedia.org/wikipedia/commons/1/1b/Plain_Yogurt.jpg

Date:	2015-03-04	**por:**	Ser Amantio di Nicolao
Artista:	Alabama Extension	**License:**	CC0

[i25] - 003_002_002_image_hummus.jpeg
https://upload.wikimedia.org/wikipedia/commons/4/4d/Falafel_and_Homemade_Hummus_-_Lavash_2024-09-11.jpg

Date:	2024-09-11	**por:**	Onthewings
Artista:	Andy Li	**License:**	CC0

[i26] - 003_002_002_image_mandeln.jpeg

https://upload.wikimedia.org/wikipedia/commons/4/4d/Almonds02.jpg

Date: 2006-08-09 **por:** Danielle dk

Artista: Danielle_dk **License:** Public domain

[i27] - 003_002_002_image_protein.jpeg

https://upload.wikimedia.org/wikipedia/commons/8/81/Chili_with_textured_vegetable_protein_and_black_pepper_-_Massachusetts.jpg

Date: 1 December 2021 **por:** Daderot

License: CC0

[i28] - 003_002_002_image_walnuesse.jpeg

https://upload.wikimedia.org/wikipedia/commons/1/1b/Juglans_regia_2009_G2.jpg

Date: 2009-06-25 **por:** George Chernilevsky

License: Public domain

[i29] - 003_002_003_image_tofu.jpeg

https://upload.wikimedia.org/wikipedia/commons/4/45/Hotel_Tofu_Dinner_%28Taipei%2C_Taiwan.jpg

Date: 2022-08-25 **por:** Battlesnake1

License: CC0

[i30] - 003_003_001_image_bicarbonat.jpeg

https://upload.wikimedia.org/wikipedia/commons/d/db/Sodium_bicarbonate_CN_brightened.png

Date: 2010-04-08 **por:** Kittycataclysm

Artista: Tszrkx **License:** CC0

[i31] - 003_003_001_image_citrat.jpeg

https://upload.wikimedia.org/wikipedia/commons/7/7a/Citric-acid-3D-balls.png

Date: 2007-04-09 **por:** Benjah-bmm27

License: Public domain

[i32] - 003_003_001_image_infused_water.jpeg

https://upload.wikimedia.org/wikipedia/commons/9/96/Mate_de_hojas_de_coca_boliviana.jpg

Date: 24 February 2023 **por:** Bea.miau

License: CC0

[i33] - 003_003_001_image_ingwer.jpeg

https://upload.wikimedia.org/wikipedia/commons/a/a2/Ginger-cross-section.jpg

Date: 31 March 2007 **por:** Snarkmaster

License: Public domain

[i34] - 003_003_003_image_nierensteine.jpeg

https://upload.wikimedia.org/wikipedia/commons/1/1b/Kidney_stone_4mm_05.jpg

Date: desconocido **por:** Eduardschnack

Artista: Jacek Proszyk **License:** CC0

[i35] - 003_003_003_image_niere.jpeg

https://upload.wikimedia.org/wikipedia/commons/1/12/Kidney_copy.png

Date: 11/2/2008 **por:** Madhero88

License: Public domain

[i36] - 004_001_001_image_capsaicin.jpeg

https://upload.wikimedia.org/wikipedia/commons/2/28/Capsaicin-3D-vdW.png

Date: 2010-01-02 **por:** Esquilo

License: Public domain

[i37] - 004_001_001_image_curcumin.jpeg

https://upload.wikimedia.org/wikipedia/commons/8/89/Curcumin-enol-3D-balls.png

Date: 2011-01-27 **por:** Jynto

License: CC0

[i38] - 004_001_001_image_methyleugenol.jpeg
https://upload.wikimedia.org/wikipedia/commons/8/86/Methyl-eugenol-3D-balls.png

Date:	2011-06-10	**por:**	Jynto
License:	CC0		

[i39] - 004_003_001_image_lycopin.jpeg
https://upload.wikimedia.org/wikipedia/commons/c/cd/Lycopene-3D-balls.png

Date:	2010-07-13	**por:**	Jynto
License:	Public domain		

[i40] - 004_003_001_image_phytinsaeure.jpeg
https://upload.wikimedia.org/wikipedia/commons/5/5d/Phytic_acid_molecule_ball.png

Date:	2015-02-05	**por:**	Jynto
License:	CC0		

[i41] - 004_003_002_image_asana.jpeg
https://upload.wikimedia.org/wikipedia/commons/6/6b/Yoga_asana_art.jpg

Date:	2017-03-17	**por:**	Ms Sarah Welch
Artista:	Ayurvedic India	**License:**	CC0

[i42] - 005_001_001_image_rezepte.jpeg
https://upload.wikimedia.org/wikipedia/commons/c/c0/Vegetarian_Meatballs.jpg

Date:	2008-10-27	**por:**	Unforgettableid
License:	Public domain		

[i43] - 005_001_001_image_zubereitungstechniken.jpeg
https://upload.wikimedia.org/wikipedia/commons/e/e7/Steam-boiling_green_asparagus.jpg

Date:	2018-05-03	**por:**	W.carter
License:	CC0		

[i44] - 005_001_003_image_essgewohnheit.jpeg
https://upload.wikimedia.org/wikipedia/commons/4/4e/Vegetarian_diet.jpg

Date:	2006-03-20	**por:**	Dbenbenn
Artista:	Scott Bauer, USDA ARS	**License:**	Public domain

[i45] - 005_003_003_image_vegetarische_gerichte.jpeg
https://upload.wikimedia.org/wikipedia/commons/f/fa/Home_made_Paneer_Chilli.jpg

Date:	2023-03-18	**por:**	Medhi jyoti
License:	CC0		

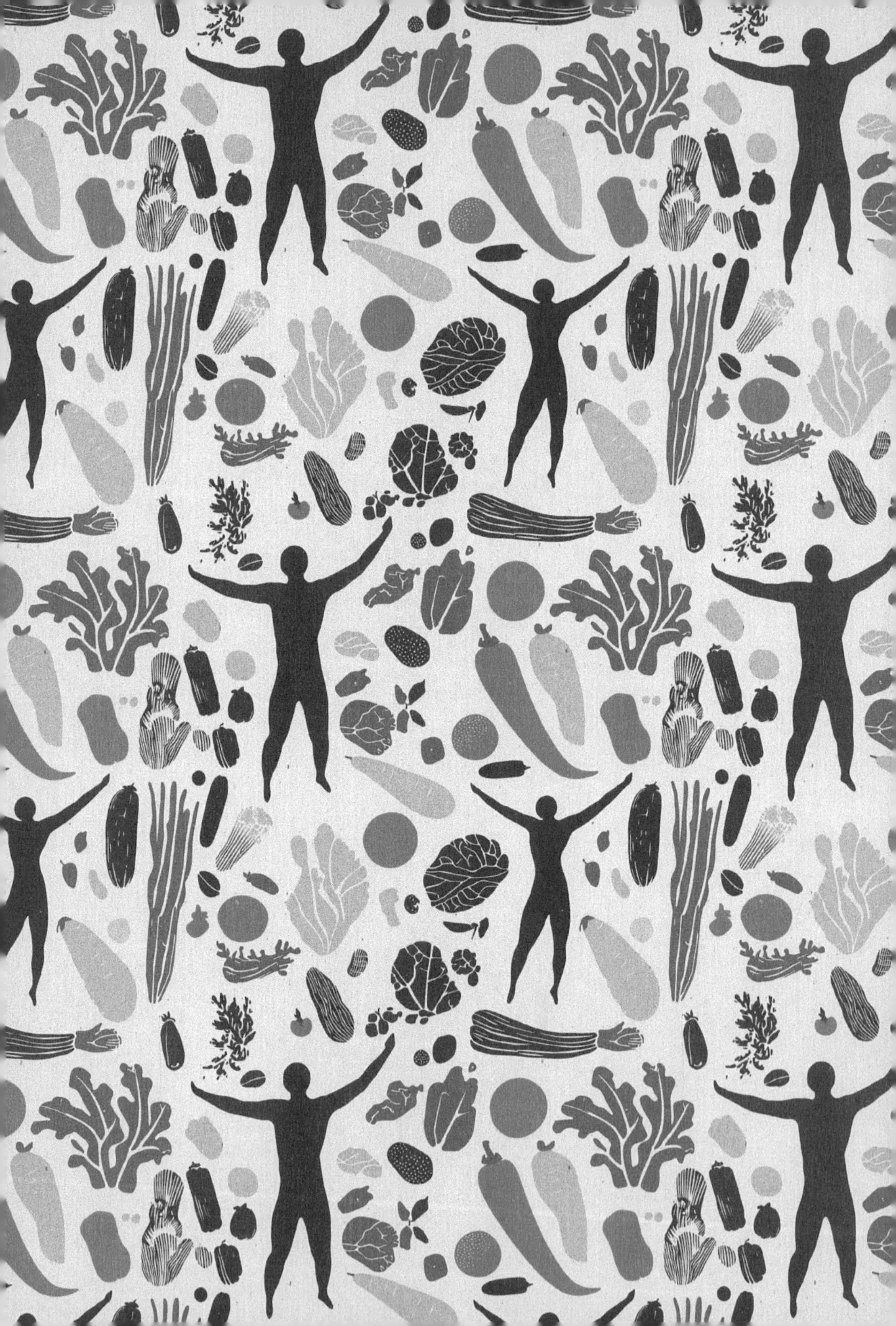

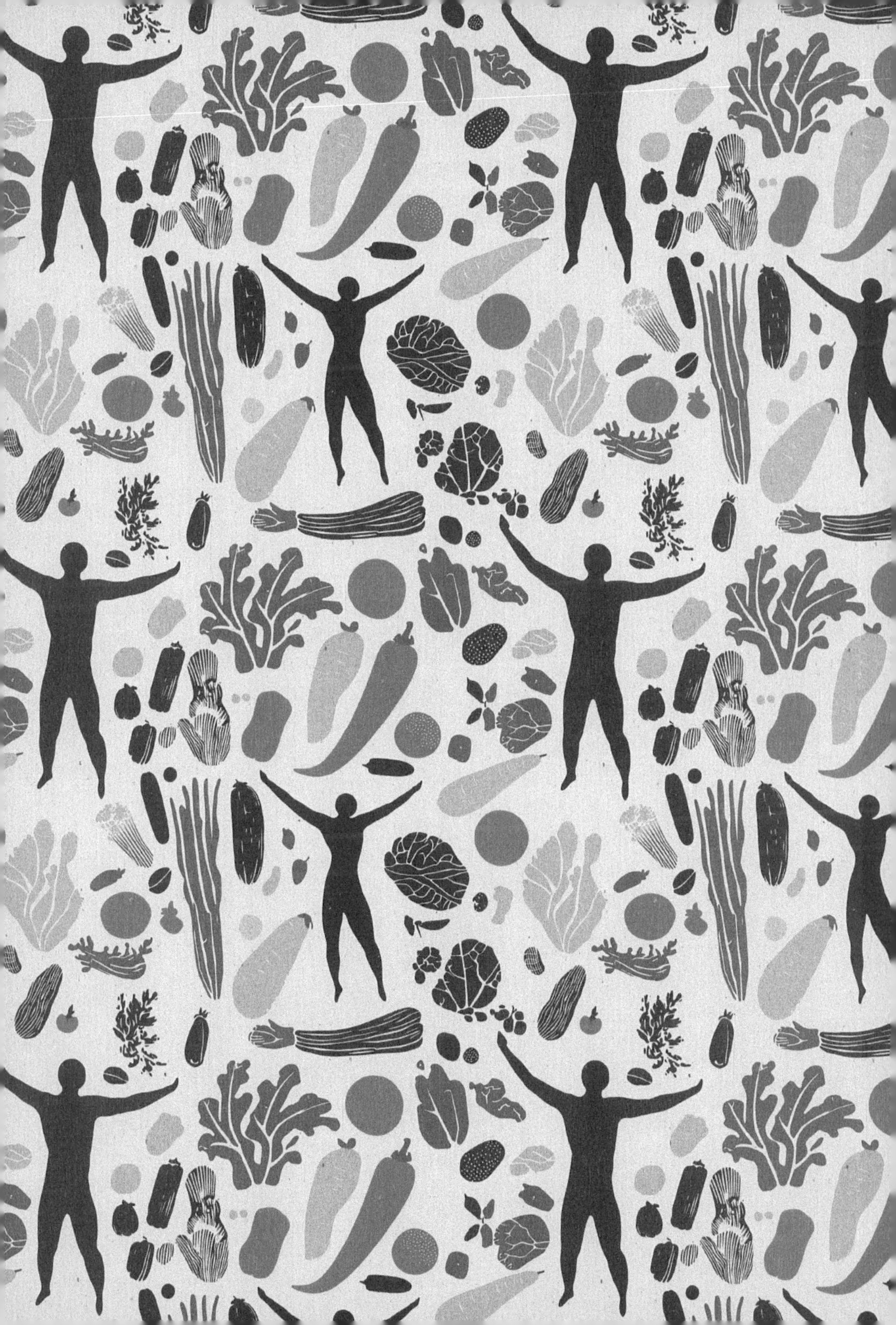

FSC
www.fsc.org
MIX
Papier | Fördert gute Waldnutzung
FSC® C083411

Kolibri 360 GmbH
Ferdinand-Jühlke-Straße 7
99095 Erfurt, Deutschland
produktsicherheit@kolibri360.de